Sitzungsberichte
der Akademie der Wissenschaften
der DDR
Mathematik – Naturwissenschaften – Technik

Jahrgang 1981 · Nr. 7/N

Rauchen oder Gesundheit

AKADEMIE-VERLAG · BERLIN
1981

Vorträge der Arbeitstagung, die am 17. September 1980 von der Klasse Umweltschutz und Umweltgestaltung der Akademie der Wissenschaften der DDR, der interdisziplinären Arbeitsgruppe „Bekämpfung des Tabakschadens“ der Medizinisch-wissenschaftlichen Gesellschaft der DDR und der Arbeitsgemeinschaft „Kanzerogene in der Umwelt“ der Gesellschaft für Geschwulstbekämpfung der DDR veranstaltet wurde.

Herausgegeben im Auftrage
des Präsidenten der Akademie
der Wissenschaften der DDR
von Vizepräsident Prof. Dr. Heinrich Scheel

ISSN: 0138-3956
Erschienen im Akademie-Verlag, 1086 Berlin, Leipziger Str. 3–4

Lizenznummer: 202 · 100/73/81
Gesamtherstellung: VEB Druckhaus Köthen
Bestellnummer: 762 975 4 (2010/81/7/N) · LSV 2045
Printed in GDR
DDR 12,– M

Inhalt

E. Lehmann

Einführung

Verehrte Kollegen,
meine Damen und Herren!

Als Vorsitzender der Klasse „Umweltschutz und Umweltgestaltung" habe ich die Ehre, diese Sitzung zu eröffnen und Sie herzlich zu begrüßen. Im Mittelpunkt der Referate werden Probleme stehen, die die Prävention von Gesundheitsschäden durch das Rauchen zum Inhalt haben. Die Dimension dieser Problematik ist nicht so bekannt und in ihren Auswirkungen erkannt, wie man angesichts eines umfänglichen Schrifttums und vieler Aktionen von Partei und Staat annehmen sollte. Die Bedeutung der Problematik wird schnell klar, wenn man bedenkt, daß die WHO vor fast genau 10 Jahren erklärte: „Das Zigarettenrauchen ist gegenwärtig eines der ernstesten öffentlichen Gesundheitsprobleme und in vielen Ländern die vermeidbare Hauptursache vorzeitigen Todes." Daher ist den Initiatoren dieser Arbeitstagung sehr zu danken, daß sie zusammen mit der Klasse „Umweltschutz und Umweltgestaltung" der AdW, mit der interdisziplinären Arbeitsgruppe „Bekämpfung des Tabakrauchens" der Medizinisch-wissenschaftlichen Gesellschaft der DDR und der Arbeitsgemeinschaft „Kanzerogene in der Umwelt" der Gesellschaft für Geschwulstbekämpfung die heutige Veranstaltung durchführen.

Wir alle wissen, daß der Lebensstandard, u.a. auch ausgedrückt durch die täglichen Annehmlichkeiten aus dem Bereich der Elektronik, des Maschinenbaus – oder auch des Bauwesens ohne die Grundlagen- und Entwicklungsforschungen der vorgespannten Natur-, Ingenieur- und Gesellschaftswissenschaften nicht denkbar wäre. Aber nicht nur im Rahmen der Klasse „Umweltschutz und Umweltgestaltung" und sehr vieler anderer Gremien, sondern in den größeren Zusammenhängen des staatlichen und politischen Lebens steigt die Frage auf, was aller Fortschritt z.B. in der Bekämpfung toxischer Wirkungen im Boden, im Wasser und in der Luft nützt, wenn der Mensch selbst, der doch im Mittelpunkt der Umwelt als ein Teil von ihr selbst steht, sich aus dem auf Fortschritt gerichteten Wesens- und Wirkungszusammenhang eliminiert, indem er seinen Körper durch eigenen Willen schweren Schäden aussetzt.

Verschiedene internationale Gremien, unter ihnen wiederum die WHO, die UNESCO und andere internationale Organisationen haben in den letzten Jahren dem Rauchen den Kampf angesagt. In der DDR beschäftigen sich zahlreiche Forschungseinrichtungen mit der heute zu behandelnden Problematik, wie z.B. das Zentralinstitut für Krebsforschung der AdW, hier vertreten durch Herrn Medizinalrat Dr. Wolfgang Gibel, das Zentralinstitut für Lungenkrankheiten und Tuberkulose, Bad Berka vertreten durch die Herren Obermedizinalrat Prof. Dr. GANGUIN und Medizinalrat Dr. J. WILDE sowie die Forschungsstelle für chemische Toxikologie der AdW, deren Leiter Akademiemitglied Prof. Dr. LOHS ist. Die „Umweltklasse" der AdW verdankt Herrn Prof. Dr. LOHS seit der ersten Stunde ihres Bestehens stärkste aktive Förderung. Herr LOHS hat auch die Teilnahme der Klasse an dieser Arbeitstagung bewerkstelligt. Beim Blick auf die Themen, die auf dem Programm stehen, wird man sich vielleicht fragen, ob und welche Bedeutung sie für den Umweltschutz und die Umweltgestaltung haben. Die Antwort ist einfach: Gesund kann der Mensch nur sein, wenn das ganze Beziehungssystem, in dem er lebt, gesund ist. Wir haben uns in der Klasse durchaus mit Substanzgruppen beschäftigt, die sich auf die Luft-, Boden- und Wasserverschmutzung beziehen und auch für unmittelbare Giftwirkungen des Rauchens bestimmend sind, so z.B. mit Kohlenmonoxid und anderen „Blutgiften", mit Aldehyden und weiteren Reizstoffen, mit Metallspuren (z.B. Chrom, Nickel, Arsen) und mit anderen Substanzen. Alle Umweltprobleme sind multifaktoriell – etwa so wie die Ätiologie von Schäden, die sich bei Rauchern einstellen, multifaktoriell ist. So muß der Problemkreis „Rauchen" in einen größeren Fragenkomplex und Zusammenhang gestellt werden, den man etwa unter folgenden Aspekten behandeln könnte:

- „Umwelt" als exogener Risikofaktor,
- „Lebensstil" als vom Menschen selbst erzeugter Risikofaktor,
- „Biologie des Menschen" (Human-Biology) als endogener Faktor (einschließlich genetischer Faktoren)

ergeben Krankheit oder Gesundheit.

Diese Stoffe sind in der Klasse nicht isoliert behandelt worden. Der Problemkreis „Rauchen" muß daher in einen größeren Fragenkomplex und -zusammenhang gestellt werden, der unter dem Aspekt des Anliegens der „Umweltklasse" mit den exogenen, in der Umwelt im engeren Sinne liegenden Risikofaktoren ebenso in Verbindung gebracht werden muß wie mit den endogen bedingten biologischen Faktoren und den vom Menschen selbst durch seinen „Lebensstil" erzeugten Risikofaktoren.

Die heutige Arbeitssitzung liegt auf der Linie dieser Entwicklung, sie ist im Programm vorgezeichnet. Das Selbstverständnis des Menschen und die Gewöhnung an vorhandene Strukturen steht der Vermeidung von Umweltschäden, auch der in sie einzubeziehenden Schädigungen selbst verschuldeter Vergiftung des eigenen Körpers mitunter mehr entgegen als die zweifellos starken Bedrohungen durch umwelt-unfreundliche Technologien, die aber im Gleichschritt mit der volkswirtschaftlichen Progression abbaubar sind.

P. Steinbrück

Die Prävention, ein wissenschaftliches und gesellschaftliches Anliegen im Blickwinkel der gesundheitspolitischen Gesamtentwicklung der DDR

Meine Damen und Herren!

Meine Aufgabe ist es, über die Prävention als einem wissenschaftlichen und gesellschaftlichen Anliegen im Blickwinkel der gesundheitspolitischen Gesamtentwicklung der DDR zu sprechen. Es ist im Rahmen dieser Tagung, daß ich die Probleme durch Bezug auf das Rauchen beleuchte und konkretisieren werde.

In der Erfüllung des historisch gewachsenen Auftrages, sich ständig um die Verbesserung des Gesundheitszustandes der Bevölkerung zu bemühen, ist an die Stelle der vorwiegend ressortmäßigen Lösung von Fragen der medizinischen Betreuung innerhalb der Institution Gesundheitswesen in der entwickelten sozialistischen Gesellschaft die gesamtgesellschaftliche Verantwortung für den Gesundheitsschutz getreten. Die Entwicklung wurde auf dem VII. Parteitag der SED 1967 vorbereitet und auf dem VIII. und IX. Parteitag planmäßig weiter vervollkommnet.

Das war eine grundlegende Neuorientierung und machte das Verständnis dafür erforderlich, daß die Schaffung eines hochentwickelten Gesundheitsschutzes nur Teil des gesellschaftlichen Gesamtprozesses sein kann. Das heißt, daß die verschiedenen Teilbereiche, wie Gesundheitswesen, Bildungswesen, Verkehr, Nahrungsmittelproduktion und andere nicht mehr *parallel* geschaltete Strukturen sind; – für sie alle erwächst die Aufgabe, die gegenseitige Durchdringung ihrer Wechselbeziehungen so zu gestalten, daß sie der Erhöhung der Qualität der gesamtgesellschaftlichen Entwicklung dienen.

Die Realisierung dieser Ziele verlangt eine umfassende Kenntnis der Probleme und Wechselbeziehungen der einzelnen Bereiche und Verständnis für die gemeinsam zu lösenden Aufgaben.

In den in der Verfassung festgelegten Grundrechten der Bürger, darunter auch dem Recht auf Schutz der Gesundheit und der im Arbeitsgesetzbuch § 289 fixierten Verpflichtung jedes einzelnen Werktätigen, aktiv zur Erhaltung und Förderung seiner Gesundheit beizutragen, sind dem Bürger die Rechte und Pflichten zu einem aktiven Gesundheitsverhalten gegeben. Der Staat bietet ihm mit den vielfältigen sozialpolitischen Maßnahmen, die zum Programm unserer sozialistischen Entwicklung gehören, viele Möglichkeiten zur Verbesserung und Erhaltung der Gesundheit. In der Einheit von Wirtschafts- und Sozialpolitik werden sie offenbar im Wohnungsbau, in der ständigen Erhöhung der materiellen und kulturellen Lebensbedingungen, den großzügigen Maßnahmen zur Förderung von Körperkultur und Sport mit Freizeit und Touristik, den Maßnahmen der Förderung der Familie, der Frauen, Kinder und Jugendlichen. Soziale Sicherheit und hoher materieller Lebensstandard gehören zu den unverrückbaren Zielen der sozialistischen Gesellschaft.

Wer unser Leben vor 30 Jahren und jetzt vergleicht, wird erkennen, wie sich die Lebensweise zum Positiven verändert hat. Dabei wollen wir aber auch nicht verkennen, was bei der Erfüllung der wachsenden Bedürfnisse sich auch an negativen Auswirkungen mitentwickelt und den Gesundheitszustand auch in negativer Richtung beeinflußt hat.

Überernährung, Bewegungsarmut, Genußmittelmißbrauch, eine verunreinigte Umwelt sind solche negativen Ergebnisse des sozialökonomischen Fortschritts. Sie abzustellen mit gezielten Maßnahmen gesellschaftlicher Natur wird unsere Aufgabe im Gesundheitswesen und im Rahmen des Gesundheitsschutzes sein.

Der sozialistische Gesundheitsschutz hat die gesamtgesellschaftliche Aufgabe und Verantwortung für Gesundheit, Leistungsfähigkeit und Lebensfreude der Bevölkerung. Eine der wichtigsten Aufgaben des sozialistischen Gesundheitsschutzes ist die prophylaktische Ausrichtung der medizinischen Arbeit. Die Prophylaxe ist dabei nicht nur auf die Erhaltung der Gesundheit ausgerichtet, sondern auch auf die Verbesserung des Gesundheitszustandes. Sie orientiert nicht nur auf die Verhütung von Krankheiten, sondern auch auf die harmonische Entwicklung der körperlichen und geistigen Kräfte des Menschen.

Das Bedürfnis nach Förderung, Erhaltung und Wiederherstellung der Gesundheit und Leistungsfähigkeit bis ins hohe Alter durchdringt in zunehmendem Maße alle anderen grundlegenden Bedürfniskomplexe wie Arbeiten, Wohnen, Ernähren, Bekleiden, Bildung, Körperkultur und Sport, Mitwirkung in der Leitung und Planung gesellschaftlicher Prozesse und viele andere.

Im sozialistischen Gesundheitsschutz besitzt die Prophylaxe, das Verhüten von Krankheiten, eine vorrangige Bedeutung.

Unser Gesundheitswesen und mit ihm der Gesundheitsschutz hat durch die Beschlüsse des VIII. und IX. Parteitages in vieler Hinsicht eine höhere Qualität erhalten. Die gesundheitliche Betreuung ist mit der größeren Zahl der Ärzte, der allgemeinen Zugänglichkeit des Gesundheitswesens für die Bürger gestiegen. Das betonte Werner Hering in der Zeitschrift Einheit [1]. Die Leistungen der ambulanten und stationären Grundbetreuung umfassen etwa 90% aller Begegnungen zwischen Bürger und Gesundheitswesen. Im letzten Jahr gab es für etwa 80% aller Bürger, die es in Anspruch nahmen, 180 Millionen Beratungen allein in der Ambulanz. Zwei Drittel aller Werktätigen (5,5 Millionen) werden im Betriebsgesundheitswesen medizinisch und arbeitsmedizinisch betreut. Werner Hering betont dabei, daß die Schaffung von für die Gesundheit günstigen Arbeits- und Lebensbedingungen nicht allein Aufgabe der Medizin ist, wenn auch dem Gesundheitswesen eine besondere Rolle zukommt.

Bei der Sorge um Mutter und Kind hat unser sozialistisches Gesundheitswesen besonders große Erfolge erzielt und mit der beachtlichen Senkung von Säuglings- und Müttersterblichkeit international einen beachtlichen Platz erreicht. Er kann und soll aber noch weiter verbessert werden. Maßnahmen im Kampf gegen das Rauchen im Rahmen der Schwangeren- und Mütterberatung könnten bei den bekannten Auswirkungen des Rauchens auf die Gesundheit der schwangeren Mutter, das ungeborene Kind und den Säugling ihr besonderes Gewicht erhalten und deshalb eine integrierte Aufgabe dieser Stellen werden.

In den Arzt-Patienten-Beziehungen gehen die kurative und prophylaktische Betreuung von unterschiedlichen Voraussetzungen aus. Die Hilfe für den Kranken, der sich wegen Beschwerden an den Arzt wendet, hat dabei vorrangige Bedeutung. Doch kommt der prophylaktischen Beratung und Durchsetzung der Vorschläge für die Zukunft der größte Wert zu. Es ist nicht Regel, eher noch eine Ausnahme, daß ein Bürger von sich aus zum Arzt kommt, um sich wegen prophylaktischer Fragen beraten zu lassen. Im Rahmen der kurativen Maßnahmen hat der Arzt die Gelegenheit, dem Kranken Ratschläge zur Prophylaxe zu erteilen. Es handelt sich dabei um eine tertiäre Prophylaxe, die auf die Verkürzung des Ablaufs der bestehenden Krankheit und die Verhütung chronischer Zustände abzielt, oder es sind Beratungen im Sinne der sekundären Prophylaxe, wobei der Bürger wegen eines bei ihm erkannten erhöhten Risikos der Erkrankung oder Wiedererkrankung beraten wird oder auch evtl. Maßnahmen ergriffen werden, daß die Krankheit nicht eintritt. Das kann durch die Information über die Gefahren, die dem Bürger bei Beibehaltung der bisherigen Lebensführung, Gewohnheiten und Bedingungen drohen, durch gesundheitserzieherische Vorschläge, wie der Bürger sich verhalten soll, damit der bestehende Zustand sich nicht zur Krankheit weiterentwickelt, oder falls sie doch eintritt, wie sie im frühesten Stadium erkannt und erfaßt werden kann. Oft wird dazu eine systematische und kontinuierliche Überwachung erforderlich.

Unsere Ratschläge an den einzelnen Bürger müssen dabei tatsächlich realisierbar sein und dürfen nicht Ziele anstreben, die mit dem täglichen Leben aus vielen Gründen schnell in Widerspruch kommen würden. Gesundheitserzieherische Maßnahmen müssen den gesellschaftlichen Gegebenheiten und Bedürfnissen entsprechen. Sektiererische Programme können beim einzelnen sogar das Gegenteil provozieren und dazu beitragen, daß die allgemeine gesellschaftliche Unterstützung ausbleibt oder gar entzogen wird.

Mit der Kraft und Autorität ihres Wissens und Könnens und ihrer gesellschaftlichen Anerkennung kommt den Ärzten und den Mitarbeitern im Gesundheitswesen ganz allgemein auch die Aufgabe zu, Einstellungen und Verhaltensweisen in der Gesellschaft und beim einzelnen zu beeinflussen. Sie sind das Resultat der Überlieferung, den oft seit Generationen bestehenden Gewohnheiten und den mit dem Wachstum des Lebensstandards entstehenden, dabei mit einer gesunden Lebensführung nicht immer im Einklang befindlichen Bedürfnissen. Der Arzt selbst sollte dabei nicht nur Vermittler und Wegweiser sein, sondern durch sein Verhalten auch Beispiel und Vorbild werden. Prof. MECKLINGER betont in einer Schrift zum Weltgesundheitstag „Rauchen oder Gesundheit – entscheide Dich selbst", daß die Mitarbeiter des Gesundheits- und Sozialwesens bei der Prophylaxe von Gesundheitsschäden eine spezifische Verantwortung tragen.

Meine Damen und Herren!

Ich habe diesen Teil, der der sekundären und tertiären Prophylaxe gilt, so ausführlich gebracht, weil die medizinisch-wissenschaftlichen Gesellschaften, denen die meisten unserer Ärzte angehören, eine hohe Autorität besitzen, durch Forschungen Einsichten gewinnen können und ohne erforderliche gesetzliche und obrigkeitliche Vorschriften aus den gewonnenen Einsichten den Entschluß fassen könnten, in der Prophylaxe, z.B. des Tabakschadens, mitzuarbeiten durch Empfehlungen der Gesellschaften für die speziellen medizinischen Bereiche an die in ihnen tätigen Ärzte; – Empfehlungen über die Art und Weise, wie der Kampf zu führen ist und wie die einzelnen Ärzte gewonnen werden können, an ihrem Arbeitsplatz an der Verhütung solcher Schädigungen der Volksgesundheit systematisch und als Teil ihrer anderen Aufgaben teilzunehmen. Sie können in ihrem Einflußbereich, bei den Mitarbeitern als einer wichtigen Zielgruppe, bei den Rauchern, aber auch bei den Nichtrauchern wirksam werden. Die Nichtraucher sind im Augenblick unter den Erwachsenen gegenüber den Rauchern noch in der Mehrheit. Der Nichtraucher ist aber aus der oft zu beobachtenden Passivität und Gleichgültigkeit herauszuführen. Er sollte beitragen, daß allgemein anerkannt wird, daß das Nichtrauchen die allgemein anerkannte gesellschaftliche Norm wird.

Es muß dabei selbstverständlich eine wichtige Aufgabe der medizinisch-wissenschaftlichen Gesellschaften sein, in der Zusammenarbeit mit der Gesellschaft für Soziologie und der Gesellschaft für Psychologie, die wissenschaftlichen Grundlagen im Kampf gegen den Tabakschaden zu erforschen. Uns kommt es dabei nach der schon erfolgten Analyse der Situation darauf an, zu erkennen, was getan werden muß, daß der einzelne Bürger, daß bestimmte Gruppen vom Rauchen frei kommen, nicht rückfällig werden und vor allem, daß unsere Jugendlichen und Kinder nicht zu rauchen beginnen.

Die Mithilfe unserer medizinisch-wissenschaftlichen Gesellschaften wird um so mehr notwendig, als es in unserem Lande nicht möglich gemacht werden konnte, ähnlich wie in der Schweiz und anderen Ländern, eine Fragebogenaktion unter den Ärzten zu starten, durch die nicht nur ein Einblick in deren Einstellung zum Problem Rauchen gewonnen werden sollte. Wir wollten mit ihr auch versuchen, den Ärzten ihre Aufgabe und humanitäre Verpflichtung bewußt zu machen, durch eine aktive Einstellung im Kampf gegen das Tabakrauchen zur Prophylaxe des Tabakschadens und damit zur Hebung der Gesundheit des einzelnen und der Volksgesundheit beizutragen.

Lassen Sie mich auch dem ebenso notwendigen, trotz vieler Bemühungen und einzelner Erfolge noch wesentlich schwierigeren Problem, der primären Prophylaxe zuwenden.

Die primäre Prophylaxe umfaßt nach der Definition eines Expertengremiums der WHO alle auf die Reduktion der Krankheitsinzidenz in einer Bevölkerung geplanten Maßnahmen, um dadurch das Risiko ihres Eintretens herabzusetzen.

In der primären Prophylaxe haben wir mit unseren Impfprogrammen großartige Erfolge erzielt. Poliomyelitis, Diphterie, Tetanus, Keuchhusten sind bei uns dadurch praktisch beseitigt. Hier war die Prophylaxe gegen einen einzigen ursächlichen Faktor, das krankmachende Agens gerichtet; durch die Erhöhung der Widerstandskraft konnten mit der Impfung vor allem biologische Methoden und Reaktionen wirksam gemacht werden. Die primäre Prophylaxe hat bisher praktisch versagt bei den sogenannten multifaktoriellen Krankheiten, wo biologische *und* gesellschaftliche Angriffspunkte vorliegen, die zum Teil noch gar nicht erkannt, oder die Angriffspunkte noch nicht klar sind. Wir haben gegen die Tbk, auch eine monofaktorielle Krankheit, aber mit vielen gesellschaftlichen Wurzeln, hervorragende Erfolge erzielt. Wir und noch mehr die Laien sind oft geneigt, sie auf die spezifischen Maßnahmen, Impfung, Chemotherapie, Röntgendiagnostik zurückzuführen. Der Rückgang der Tuberkulose setzte aber nicht erst nach Einführung dieser Mittel ein, sondern begann schon sehr spürbar 1870, als das Tuberkelbakterium noch nicht entdeckt war, als es die Heilstätten noch nicht gab, als es eigentlich noch keine wirksame Therapie gab. Es war die Macht der gesellschaftlichen Maßnahmen, die von der um ihre Rechte kämpfenden Arbeiterklasse durchgesetzt wurden: die Verbesserung der Lebensbedingungen, der 8-Stundenarbeitstag, Sozialversicherung mit Sicherung im Falle von Krankheit, Invalidität und im Alter. Wir können annehmen, daß diese sozialpolitischen Maßnahmen auch jetzt noch etwa genau so wirksam sind. Etwa zu gleichen Teilen tragen sie wie die spezifischen Bekämpfungsmaßnahmen und wie die sozialpolitischen Maßnahmen der sozialistischen Gesellschaft mit zielstrebiger Förderung der Gesundheit durch prophylaktisches Vorgehen zu dem beschleunigten Rückgang der Krankheit bei.

Ein solches Vorgehen mit biologischen Verfahren und sozialpolitisch-prophylaktischen, also gesellschaftlichen Maßnahmen versuchen wir, – allerdings noch mit geringem Erfolg bei den akuten respiratorischen Infektionen, die durch ihre Häufigkeit, durch die vielen Angriffsmöglichkeiten und durch die gesellschaftliche Einstellung noch ein weitgehend ungelöstes Problem sind.

Das gleiche gilt für die Überernährung, die Bewegungsarmut und den Genußmittelmißbrauch. Sie sind in hohem Maße gesellschaftlich determiniert und bedürfen deshalb auch gesellschaftlicher Mittel zu ihrer Abstellung und Bekämpfung. In diesem Zusammenhang stellen sich aber die Maßnahmen zu ihrer Bekämpfung nicht mehr in der Verbindung mit dem einzelnen Kranken und erreichen ihn erst, wenn der Patient zum Arzt kommt. Diese Zustände entwickeln sich allmählich über Jahre und werden deshalb nicht ohne weiteres erkennbar, werden dem einzelnen und der Gesellschaft in den Anfängen oft nicht bewußt. Es gibt Grenzgebiete, deren Notwendigkeit der Beeinflussung noch gar nicht erkannt und anerkannt wird.

So gibt es noch viele ungeklärte Probleme. Es mag dabei sogar auch gewisse Tabus geben, die man nicht gern angreifen möchte, mit denen wir uns aber auseinandersetzen müssen, wenn unsere Arbeit Erfolg haben soll.

Der Tabakmißbrauch, das Rauchen, nimmt in diesem Zusammenhang eine besondere Stellung ein. Wenn das Rauchen nach allgemeiner Ansicht und im üblichen Sinne keine Krankheit darstellt, so wissen wir aber, daß es zu den verschiedensten Krankheiten führen kann. Es wäre allerdings auch zu überprüfen, wie weit die sich im Gefolge des Rauchens bei den meisten schweren Rauchern – d.h. denen, die täglich mehr als 20 Zigaretten rauchen, – entwickelnde Abhängigkeit – einige bezeichnen sie sogar als Sucht – nicht tatsächlich als Krankheit aufgefaßt werden muß. Auf jeden Fall gelingt ihre Abstellung nur mit schwierigen, langdauernden ärztlichen, dabei oft enttäuschungsreichen Maßnahmen.

Das Rauchen verhält sich aber wie eine Infektionskrankheit. Man spricht tatsächlich auch von der Rauchensepidemie, die sich über die Welt ausbreitet. Man meint damit nicht nur die Ausbreitung, wie das bei Seuchen der Fall ist.

Es gibt eine umfangreiche englische Untersuchung über die Gesetzmäßigkeiten im Beginn und Ablauf einer Epidemie unter verschiedenen Bedingungen. Die dabei abgeleiteten Gesetze für die verschiedenen Infektionskrankheiten gelten im vollen Maße auch für das Rauchen. Damit müßten auch alle prophylaktischen Maßnahmen im Kampf dagegen wie gegen eine Infektionskrankheit eingesetzt werden und wird die Verhütung des Rauchens bei den bisherigen Nichtrauchern vor allem den Kindern und Jugendlichen, vorrangige Bedeutung erhalten.

An diesem Kampf mit Reduzierung der Expositionsmöglichkeiten, der Zurückdrängung der Keimreservoire, sprich der Zigarettenproduzenten, der Steigerung der Widerstandsfähigkeit durch Information und gesundheitserzieherische Belehrung haben alle Bereiche des gesellschaftlichen Lebens teilzunehmen, so wie das Problem sie betrifft. Den Einrichtungen der Erziehung der Kinder und Jugendlichen, den Kinderkrippen, Kindergärten, den Schulen aber auch den Lehrlingsheimen, der Volksarmee, der FDJ, muß unsere besondere Aufmerksamkeit gelten.

Der Kampf darf nicht in Aktionen verlaufen, sondern muß kontinuierlich geführt werden, wenn er auch Höhepunkte enthalten soll der Bilanzziehung und der Unterrichtung der Öffentlichkeit über den Stand der Bemühungen.

Der Kampf ist in allen Bereichen und Ebenen des gesellschaftlichen Lebens nach einem Programm und unter einer Leitung, die alle Maßnahmen koordiniert, zu führen. Das strategische Ziel muß definiert sein. Für das Rauchen heißt es, das Rauchen fortschreitend zu reduzieren, daß der dadurch entstehende Schaden immer geringer wird. Ein hohes Ziel muß es sein, in der Gesellschaft die Einstellung zu erreichen, daß das Nichtrauchen zur gesellschaftlichen Norm wird. In der Öffentlichkeit ist das Rauchen so weit wie möglich zu reduzieren. Die Hauptrichtungen des Kampfes zielen auf die besonders gefährdeten Gruppen und auf Schlüsselgruppen hin. Am erfolgreichsten erscheint auf die Dauer, die Nichtraucher, das sind vor allem die Kinder und Jugendlichen, davon abzuhalten, Raucher zu werden. Bestimmten Schlüsselgruppen muß unsere Hauptaufmerksamkeit gelten, das sind die Mitarbeiter im Gesundheitswesen, die Erzieher, die schwangeren Frauen. Die Methoden sind die der Information und Gesundheitserziehung. Doch werden für die Einschränkung des Rauchens restriktive Methoden unumgänglich sein, daß das Rauchen nicht nur unter dem Druck der öffentlichen Meinung aufgegeben wird. Die Mithilfe unserer Regierung, der öffentlichen Gremien ist unumgänglich. Sie zu überzeugen und zu gewinnen, ist eine der vordringlichsten Aufgaben.

Daß im Grunde all diese Vorstellungen und Maßnahmen nur einen vollen Erfolg haben können, wenn sie getragen von der Einsicht, dem Willen und der Bereitschaft vieler Bürger auch von unserer Regierung unterstützt werden, ist uns allen bei der vielfältigen gesellschaftlichen Verknüpfung der Probleme klar.

Nur unter diesen Bedingungen ist es zu erreichen, daß die vielfältigen in unserer sozialistischen Gesellschaft gegebenen Möglichkeiten im Sinne der Prophylaxe wirksam gemacht werden, daß Einfluß auf die Entwicklung der Bedürfnisse genommen wird und eine gesunde Lebensführung zum wirksamen Bestandteil unserer sozialistischen Lebensweise wird.

Literatur

[1] Hering, Werner: Unser sozialistisches Gesundheitswesen – Leistungen und Anforderungen, Einheit **35** 7/8 (1980) 742–748.

Kh. Lohs

Zur Toxikologie des Rauchens
Einschätzung und Trends der Schadstoffverringerung

Wir stehen vor der Tatsache, daß – alles in allem – der Tabakkonsum weltweit weiter ansteigt, daß sich zwar die Rauchgewohnheiten regional verändern und wir z. B. in der DDR feststellen können, wie viele Männer sich das Rauchen ab- und wie viele Frauen sich das Rauchen angewöhnen und wie sehr vor allem die Kinder und Jugendlichen sich ihre Zukunft „verräuchern" – aber dies sind Probleme, denen sich die Gesundheitspolitiker, die Soziologen und Psychologen anzunehmen haben; der Toxikologe steht vor der Frage, ob und wie angesichts einer sich verschlechternden umwelttoxikologischen Gesamtsituation und damit einer permanenten, über die Atmosphäre, das Trink- und Brauchwasser sowie die Nahrungsmittel erfolgenden Fremd- und Schadstoffzufuhr wenigstens eine teilweise Risikominderung für die Raucher ebenso wie für die indirekt mitrauchenden Nichtraucher realistisch ist.

Sich dieser Frage überhaupt zu stellen heißt, eine positive Erwartungshaltung zu haben, denn sonst könnte man in den Chor derjenigen einstimmen, die angesichts der Schadstoffpalette, die uns im Alltag umgibt, das Rauchen für ein vergleichsweise unbedeutendes Übel halten. Vielmehr gilt, was D. Henschler in diesem Zusammenhang ausführte [1]:

„Unter den zahlreichen Umweltgiften, denen die Menschheit heute ausgesetzt ist, steht der Tabak – gemessen an den nachweislich erzeugten Schäden – weitaus an erster Stelle ... Der Arzt soll wissen, daß Rauchen, insbesondere Zigarettenrauchen, die weitaus stärkste, bekannte gesundheitsschädigende chemische Noxe ist. Chemische Berufskrankheiten und Arzneimittel-Nebenwirkungen können zwar im Einzelfall oder in Gruppen größeres Gewicht erlangen; insgesamt steht jedoch der Tabak weit voran und übertrifft selbst den Alkohol".

Soweit Henschler, einer der heue international führenden Toxikologen.

Anknüpfend an Darlegungen von vor fünf Jahren [2] sei erneut unterstrichen, daß aus toxikologischer Sicht nicht allein die kanzerogenen Inhaltsstoffe des Tabakrauches Bedeutung für die Schadstoffbewertung besitzen, sondern daß wir es mit über 1 200 Komponenten in Form fester, gasförmiger und dampfförmiger Anteile im Aerosol des Tabakrauches zu tun haben, die in ihrer Gesamtheit für die biologische Wirkung dieses Tabakrauches verantwortlich sind. Noch immer werden neue Inhaltsstoffe im Tabakrauch entdeckt und neue Zusammenhänge des Wirkens und Zusammenwirkens bekannter wie neuentdeckter Komponenten aufgeklärt.

Wie steht es nun mit der eingangs gestellten Frage nach den *Möglichkeiten der Risikominderung für den Raucher*? Wenn wir einmal davon absehen, daß die beste Risikominderung natürlich das Nicht- oder doch wenigstens das Wenigerrauchen ist, so bleiben die Möglichkeiten, den Tabakrauch toxikologisch zu „entschärfen".

Diese Möglichkeiten beginnen bereits bei der *Auswahl der Tabakrohstoffe*, da deren Einfluß auf den Kondensat- und Nikotinanteil in den daraus gefertigten Rauchwaren erheblich ist. Auch die *Züchtung nikotinarmer Tabaksorten* und die *Anwendung biologischer Behandlungsmethoden*, wie mikrobielle oder chemisch gesteuerte Reifungs-, Alterungs- und Fermentationsprozesse werden erprobt bzw. teilweise genutzt. Durch die in der biologischen Prozeßsteuerung angewendeten Chemikalien können sich jedoch neue Risikofaktoren sozusagen durch die Hintertür einschleichen (z. B. Pestizide!).

Zur „Entschärfung" des Tabaks gibt es heute vor allem die physikalischen und chemischen Wege bzw. die Kombination beider. Sie werden vorerst am besten durch die *Verwendung von Filtermaterialien und Spezialpapieren* einerseits sowie von *Tabak-Ersatzstoffen und Streckmitteln* andererseits beschritten.

Über geeignete Filtermaterialien hat 1975 W. MOLDENHAUER detailliert berichtet [3].

Nach wie vor besteht das Problem solcher *Filter* darin, daß sie ohne größere Selektivität meist nur die sogenannte Partikelphase des Tabakrauches, nicht aber die toxikologisch mindestens ebenso bedeutsame Gasphase, einschließlich der dampf- und aerosolförmigen Anteile, beeinflußt. Diese Gasphase kann allerdings in begrenztem Umfang durch zusätzlich dem Azetat- oder Zellstoffilter vorgeschaltete Aktivkohle- oder Silicagel-Kammern gereinigt werden. Auf diese Weise lassen sich toxikologisch wichtige Substanzen wie Benzol, Blausäure oder gesättigte und ungesättigte Aldehyde teilweise eliminieren, falls der Raucher seine Zigarette nur zu etwa einem Drittel rauchen würde. Erfahrungsgemäß tun dies jedoch nur wenige Raucher. Die Folge ist, daß derartige Aktivkohle- und Silicagel-Kammern gegen Ende des Abrauchvorganges einen erheblichen Teil der organischen Verbindungen durch Desorbtion wieder abgeben und diese dann verstärkt im Rauch auftreten.

Einen günstigen Effekt haben am ehesten noch die hochporösen *Zigarettenpapiere*, die auf Grund ihrer Porösität luftdurchlässig sind und die so bewirken, daß der Rauch um das 3–5fache gegenüber den sonst üblichen Zigarettenpapieren verdünnt wird. Zusätzliche Perforation am Filter tut noch ein übriges zur Ventilation des Rauches.

Alle diese gefilterten und verdünnten Tabakrauche haben aber eine Kehrseite – der stark nikotinabhängige Zigarettenraucher verlangt nach seiner individuellen Nikotindosis und raucht deshalb mehr, wenn man ihm nikotinschwachen Rauch anbietet [4].

Die einschlägige Industrie verspricht sich sehr viel von einer Verdünnung des Tabakmaterials durch modifizierte *Tabake* und *Streckmittel.* Expandierten Tabak kann man durch sogenannte Puffing- oder Gefriertrocknungsprozesse herstellen; durch Weitung des zellularen Gefüges weist er gegenüber unbehandeltem Fülltabak das doppelte Volumen auf. Überhaupt hat die physikalische Strukturveränderung erheblichen Einfluß auf den Nikotin- und Kondensatanteil des Tabaks, was man auch durch Beimischung von Rippenschnitt oder geschäumten Tabakfolien industriell in doppeltem Sinne ausnutzt.

Daneben geht man den Weg, den Tabakanteil durch Zusatz indifferenter Streckmittel (meist auf Zellulosebasis) zu reduzieren; gleichzeitig zugefügte Aromastoffe sollen den Raucher über die „Verdünnung" des Tabaks hinwegtäuschen. Abgesehen davon, daß solche Rauchwaren nicht zu den vom Raucher erwarteten Nikotineffekten führen und daher wenig Erfolg bei den „harten Rauchern" hinsichtlich der Entwöhnung versprechen, ist natürlich bei solchen Rauchwaren der Anteil an giftigen Pyrolyseprodukten wie Kohlenmonoxid, ungesättigten Aldehyden, Nitrosamine, Kohlenwasserstoffen usw. in vergleichbarer Höhe zu den üblichen Zigaretten. Auch gilt es zu beachten, daß über die verwendeten Aromastoffe und die sonstigen Zusätze (wie Glimmsalze auf Nitratbasis, Titandioxid und andere Metalloxide als Kittsubstanzen in Tabakfolien u.a.) noch viel zu wenig Erkenntnisse hinsichtlich neuer bzw. anderer Gesundheitsrisiken vorliegen.

Auf dem Weg zur „harmlosen Zigarette" sind also vorerst noch viele Fragen offen; beim gegenwärtigen Stand der Entwicklung könnte man vielmehr von einer „verharmlosten Zigarette" sprechen. Im Sinne der Präventivmedizin wäre allerdings auch eine weitgehend entgiftete Zigarette nichts wert, wenn sie nur von wenigen Prozent der Raucher akzeptiert werden würde. Viel besser ist dann schon die etwas weniger schädliche Zigarette. – Die Tabakindustrie hat mit dem Angebot teerkondensatarmer Zigaretten wenigstens hinsichtlich der Reduzierung des unmittelbaren Krebsrisikos einen vertretbaren Kurs eingeschlagen. Nikotinarme Filter-Zigaretten haben in den letzten Jahren ihren Marktanteil von 5–8% in den fünfziger Jahren auf heute über 90% erhöht (lediglich Frankreich liegt hier erst bei nur etwa 50%).

Insgesamt sollte man der durch physikalische Prozesse – wie Filtration und Ventilation – im Schadstoffangebot reduzierten Zigarette den Vorzug vor einer chemisch modifizierten Zigarette geben, die gegebenenfalls nur eine veränderte Schadstoffpalette darstellt.

Gibt es nun noch völlig neue Wege, um die Tabakschäden zu reduzieren, den Tabakkonsum rückläufig zu gestalten oder doch zumindest den Anteil der so besonders gesundheitsschädigenden Zigaretten gegenüber den anderen Tabakerzeugnissen noch weiter zu reduzieren?

Völlig neue Wege sind derzeit nicht erkennbar. Aber vielleicht sind noch nicht alle bekannten Möglichkeiten zufriedenstellend erprobt. Wenn man dem amerikanischen Psychologen STANLEY SCHACHTER von der Columbia-Universität glauben darf, dann könnte ein Absenken des Zigarettenkonsums schon durch eine partielle Alkalisierung des Harns erreicht werden (was im einfachsten Fall durch regelmäßige Gabe von Alkalibikarbonaten möglich ist). Der relativ saure Harn des Rauchers spült das suchtbefriedigende Nikotin schnell aus dem Körper; hierdurch wird der Raucher veranlaßt, sich durch das Anstecken immer neuer Zigaretten seinen Nikotinpegel zu halten, um nicht unter Entzugserscheinungen leiden zu müssen. Ein künstlich entsäuerter Harn verzögert diesen Prozeß und senkt die Menge der „benötigten" Zigaretten – so sagen es jedenfalls die Versuchsresultate von SCHACHTER aus [5].

Am Schluß dieser kurzen Darlegungen bleibt die Feststellung, daß die Fragestellung der WHO „Rauchen oder Gesundheit" in dieser Härte vorerst bestehen bleibt und keine toxokologisch vertretbare Alternative dazu existiert.

Literatur

[1] HENSCHLER, D., in: Allgemeine und spezielle Pharmakologie und Toxikologie, hrsg. von W. Forth, D. Henschler und W. Rummel, Wissenschaftsverlag Bibliographisches Institut, Mannheim, Wien, Zürich, 2. Auflage, 1977 631, 638.

[2] LOHS, KH., Zur Toxikologie des Rauchens. In: Gesundheitsschäden durch Rauchen – Möglichkeiten einer Prophylaxe, hrsg. von W. Gibel, Akademie-Verlag, Berlin, 1976 1–7.

[3] MOLDENHAUER, W., in: W. Gibel S. (1), 106–113.

[4] K. BÄTTIG (Hrsg.): Behavioral Effects of Nicotin, Karger-Verlag, Basel, 1978. S. auch derselbe in Neue Zürichter Zeitung Nr. 209 v. 11. 9. 1979 31.

[5] SCHACHTER, ST., et al., J. exp. Psychol.: General **106** (1977) 3–40. S. auch N. E. KRASNEGOR (Hrsg.): Cigarett smoking as a dependence Process. Nat. Inst. on Drug Abuse. Research Monogr. 23 Rockville, Maryland, 1979.

E. Ackermann

Medikamentenwirkung und Rauchen

Hauptbestandteil des Tabakrauchs ist das Nikotin. Es ist die eigentliche treibende Kraft für das Rauchen. Dazu ist das Nikotin aus kinetischen Gründen auch sehr geeignet. Inhaliertes Nikotin erreicht das ZNS in wenigen Sekunden, und die sofort einsetzenden Wirkungen klingen erst nach 30 bis 40 Minuten ab. Nikotin ist ein starkes Nervengift, das zunächst erregt, dann lähmt. Seine Wirkungen zeigen sich in einer Erhöhung des Blutdrucks, in einer gesteigerten Darmtätigkeit und in einer Antidiurese.

Tabak enthält insgesamt weit mehr als 1000 chemisch identifizierte Stoffe. Darunter sind Nikotin, halogenierte Insektizide und Cadmium, die als Enzyminduktoren wirken. Andere Verbindungen wie Kohlenmonoxid, Zyanid, Organophosphorsäureinsektizide hemmen dagegen Enzyme. Bei Rauchern hat man bisher nur einen *Induktionseffekt* beobachtet, den man heute polyzyklischen Kohlenwasserstoffen zuschreibt, die bei Verschwelen organischen Materials, also beim Rauchen entstehen.

Veränderungen der Arzneimittelwirkungen bei Rauchern werden hauptsächlich durch Nikotin und polyzyklische Kohlenwasserstoffe hervorgerufen. Daraus ergibt sich eine Einteilung in zwei Gruppen:

1. Gegenseitige Beeinflussung von Arzneimitteln und Bestandteilen des Zigarettenrauchs.

2. Veränderungen der Arzneimittelbiotransformation durch die Bestandteile des Zigarettenrauchs.

In die erste Gruppe gehören alle Wechselwirkungen zwischen Nikotin und vorwiegend den Arzneimitteln und Wirkstoffen, die auf das zentrale und autonome Nervensystem wirken. Systematisch untersucht wurden in dieser Hinsicht Schlafmittel und Tranquilizer, darunter das bekannte Faustan. Eine typische Nebenwirkung dieses Tranquilizers ist Schläfrigkeit, die aber bei Rauchern gegenüber Nichtrauchern abgeschwächt ist (Tab. 1). Auch zwischen Äthylalkohol und Tabakrauchen scheint eine Wechselwirkung zu bestehen.

Es gilt als bewiesen, daß Alkoholiker mehr rauchen als Nichttrinker. Umgekehrt gilt diese Beziehung nicht. Über Wechselwirkungen des Nikotins mit Arzneimitteln, die ihren Angriffspunkt am autonomen Nervensystem haben,

Tabelle 1 Nebenwirkungen der Benzodiazepine bei Rauchern und Nichtrauchern

Gruppe	Nebenwirkung: Schläfrigkeit	
	Diazepam	Chlordiazepoxid
Nichtraucher	7,9%	9,7%
leichte Raucher	7,7%	6,1%
starke Raucher	2,8%	3,5%

nach: Miller, R. R., Clin. Pharmacol. Ther. **22**, 749 (1977)

liegen bei Rauchern keine oder nicht beweiskräftige Untersuchungen vor. Ursache der Wechselwirkungen sind die erregenden und lähmenden Wirkungen des Nikotins auf das autonome Nervensystem. Sympathische und parasympathische Ganglien werden gleichermaßen betroffen, und die Wirkung ist weitgehend von der Ausgangslage und individuellen Faktoren abhängig, die wiederum einer breiten biologischen Streuung unterliegen. Bei Rauchern kann also die Wirkung von blutdrucksenkenden und gefäßdilatierenden Arzneimitteln durchaus modifiziert und damit die medikamentöse Therapie verunsichert werden.

Im Zusammenhang mit Rauchen und Medikamentenwirkung wird immer wieder die Frage nach der Wirkungsbeeinflussung der *Kontrazeptiva* gestellt. Rauchen und „Pille" haben einen synergistischen Effekt, indem Rauchen bei den „Pillenfrauen" das Infarktrisiko erhöht und die „Pille" denselben Risikoeffekt bei den Raucherinnen hat: das Risiko des Herzinfarktes ist bei rauchenden „Pillenfrauen" größer als die Summe der Risiken, wie sie durch die „Pille" oder durch das Rauchen entsteht. Ein ähnliches Bild ergibt sich für die Thrombembolie: das Risiko, an einer Thrombembolie zu erkranken, ist bei rauchenden „Pillenfrauen" sogar 23mal größer als bei den Frauen, die weder rauchen noch Kontrazeptiva einnehmen (Abb. 1). Zigarettenrauchen und Kontrazeptiva ist also eine das Gefäßsystem belastende Kombination und besonders gefährlich bei Frauen jenseits des 35. Lebensjahres. In die zweite Gruppe gehören die polyzyklischen Kohlenwasserstoffe. Der wichtigste Vertreter ist das Benzpyren. Polyzyklische Kohlenwasserstoffe und besonders Benzpyren haben die Eigenschaft, ein bestimmtes für den Aufbau von körperfremden Stoffen notwendiges Enzym, Cytochrom P-450 zu induzieren und damit den Metabolismus auch von Arzneimitteln zu beschleunigen. Die durch Benzpyren und ähnliche Verbindungen hervorgerufene Wechselwirkung mit Arzneimitteln ist durch einen Wirkungsverlust gekennzeichnet und bei Rauchern erstmalig für Phenazetin beschrieben worden (Tab. 2). Aus diesem Befund darf aber nicht der Schluß gezogen werden, daß Raucher jedes Arzneimittel schneller als Nichtraucher abbauen. Die Biotransformation von einigen für die ärztliche

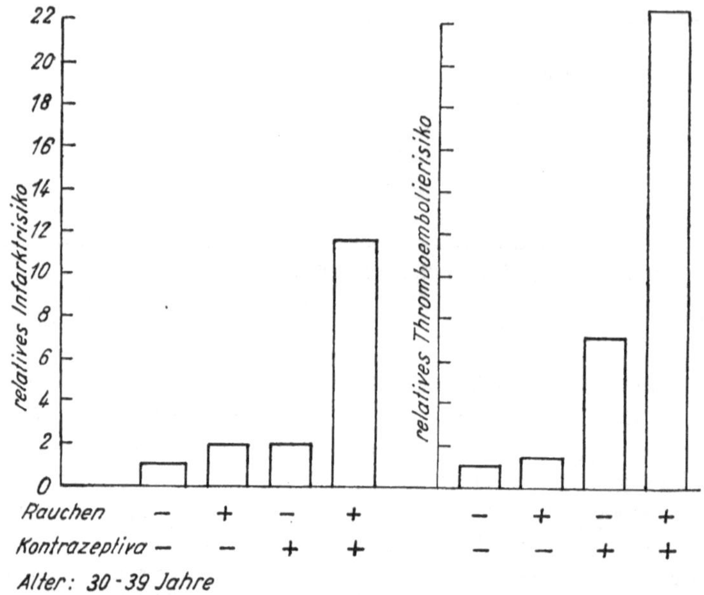

Abb. 1 Relatives Infarkt- und Thromboembolierisiko bei Frauen, die rauchen und/oder Kontrazeptiva einnehmen

Tabelle 2 Einfluß des Rauchens auf die Biotransformation von Arzneimitteln beim Menschen

Arzneimittel	Wirkung
beschleunigter Umsatz (Induktion)	
Phenazetin	Analgetikum, Antipyretikum
Antipyrin	
Theophyllin	Bronchodilatans
Imipramin	Antidepressivum
Pentazocin	Analgetikum
kein Einfluß	
Diazepam	Tranquilizer
Pethidin	Analgetikum, Spasmolytikum
Phenytoin	Antipileptikum
Nortriptylin	Antidepressivum
Warfarin	Antikoagulans

nach: JUSKO, W. J., Drug Metab. Rev. 9, 221 (1979).

Praxis bedeutsamen Arzneimitteln wie Diazepam und Phenytoin wird durch Rauchen nicht induziert. Besonders sorgfältige Untersuchungen wurden mit Antipyrin und Theophyllin durchgeführt (Abb. 2). Aus diesen Versuchen läßt sich der Schluß ziehen, daß ein Induktionseffekt nur bei starken Rauchern auftritt. Der Induktionseffekt ist außerdem bei Rauchern unter 40 Jahren größer als bei älteren Rauchern. Die stimulierende Wirkung hält mindestens 3 Monate und maximal bis zu 2 Jahren an, *nachdem* mit Rauchen aufgehört wurde.

Bei vorsichtiger Extrapolation der Befunde auf das Verhalten anderer Arzneimittel im Organismus müßten einige Pharmaka bei starken Rauchern höher dosiert werden als bei Nichtrauchern oder zumindest der tägliche Zigarettenkonsum bei der Dosisermittlung mehr Berücksichtigung finden.

Auf einer Enzyminduktion beruht wahrscheinlich auch der beschleunigte Koffeinabbau bei Rauchern: sie trinken gern und viel Kaffee. Zwischen den gängigen Genußgiften Koffein, Nikotin und Alkohol scheint insofern eine Beziehung zu bestehen, als Nikotin der Wegbereiter für mehr Koffein und Alkohol für mehr Nikotin ist.

Nikotin beschleunigt außerdem seinen eigenen enzymatischen Abbau. Diese Selbstinduktion erklärt die größere Toleranz der Raucher gegenüber den Wirkungen des Nikotins bei Nicht- und Gelegenheitsrauchern.

Die Induktion von Cytochrom P-450 hat auch eine weitreichende toxikologische Bedeutung. Der Induktionsvorgang durch die beim Rauchen entstehenden polyzyklischen Kohlenwasserstoffe erfaßt nur eine bestimmte Form des

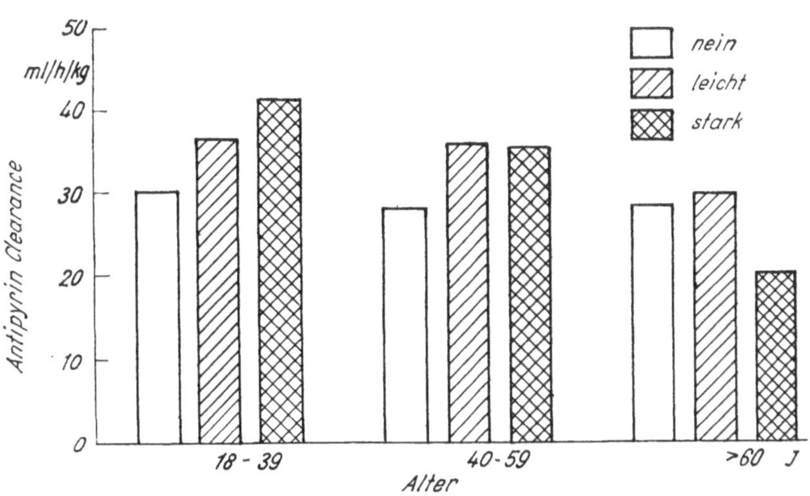

Abb. 2 Antipyrin Clearance in Abhängigkeit vom Tabakkonsum

Cytochrom P-450, die aber spezifisch Benzpyren und ähnliche Verbindungen zu kanzerogenen Stoffwechselprodukten umbaut, von denen man heute weiß, daß sie für die Entstehung des Bronchialkarzinoms verantwortlich sind. Die durch Rauchen stimulierte Biotransformation einiger Arzneimittel besonders des Theophyllins scheint nur eine Begleiterscheinung und ein Indikator für einen enzymatischen Vorgang zu sein, der bei Rauchern signifikant häufiger als bei Nichtrauchern zu einem Bronchialkarzinom führt.

Zusammenfassend kann man sagen, daß Tabakrauchen die Therapie mit einigen Arzneimitteln besonders bei jüngeren Menschen unübersichtlich macht oder sogar verunsichert und das Gefäßsystem schädigende Nebenwirkungen, wie sie für Kontrazeptiva bekannt sind, potenziert.

W. Gibel

Probleme des Tabakschadens — Möglichkeiten und Wert ihrer Prophylaxe aus onkologischer Sicht

Durch epidemiologische und klinische Untersuchungen ist die statistische Korrelation zwischen der Entstehung bzw. Begünstigung zahlreicher Organkrebse bei inhalierenden Rauchern wissenschaftlich abgesichert. Auf Grund der vorliegenden Studien ist man berechtigt anzunehmen, daß etwa 25% aller Krebstodesfälle mit dem Rauchen im Zusammenhang stehen. [1] Der Tabakrauch stellt somit die bekannteste Quelle von kanzerogenen Umweltfaktoren dar, denen sich der Mensch freiwillig aussetzt.

Am besten untersucht sind die Zusammenhänge zwischen den Rauchgewohnheiten und der Pathogenese des Bronchialkarzinoms. Ausschlaggebend für seine Entstehung ist die Schadstoffexposition des Rauchers, charakterisiert durch die Menge der täglich gerauchten Zigaretten, deren Schadstoffgehalt und durch die Rauchdauer. 90% aller männlichen und 80% aller weiblichen Lungenkrebserkrankungen werden durch die Noxe Tabak verursacht.

Alle Länder, die über eine zuverlässige Medizinstatistik verfügen und in denen das Zigarettenrauchen weit verbreitet ist, registrieren einen kontinuierlichen Anstieg der Lungenkrebssterblichkeit.

In der DDR ist die Verbreitung des Lungenkrebses dank des obligatorischen Geschwulstmeldewesens gut bekannt. Gegenwärtig werden etwa 6500 Neuzugänge bei Männern und 900 Zugänge bei Frauen jährlich erfaßt. Im internationalen Vergleich gehört die DDR zu den Ländern mit einer hohen Mordidität und Mortalität. Diese Zahlen haben seit 1956 stetig zugenommen, wobei nicht allein die bessere Erfassung und Diagnostik hierfür verantwortlich gemacht werden muß, sondern zweifellos das zunehmende Risiko infolge des enormen Anstieges des Zigarettenkonsums.

Wenn die absoluten Zahlen in den letzten Jahren keine großen Veränderungen aufweisen, sollte man keinesfalls eine stabile Situation annehmen, sondern hierfür demographische Gründe verantwortlich machen. (Besetzung der Altersklassen in der Bevölkerung) Von den Neuerkrankten befinden sich etwa 1/3 noch im erwerbsfähigen Alter. (Tab. 1)

Betrachtet man die Inzidenz (d.h. die Erkrankungshäufigkeit auf 100000 der Bevölkerung unter rechnerischer Berücksichtigung des unterschiedlichen

Tabelle 1 Neuerkrankungen an bösartigen Neubildungen der Lunge, des Bronchus und der Trachea in der DDR absolut (a) sowie je 100000 der Bevölkerung (b)

Jahr	männlich		weiblich		insgesamt	
	a	b	a	b	a	b
1965	3098	30,1	443	4,5	3541	19,9
1960	4296	55,1	557	5,8	4853	28,1
1966	5954	75,1	708	7,6	6559	38,4
1969	6583	83,9	801	8,7	7384	43,2
1972	6495	82,6	890	9,7	7385	43,3
1975	6661	85,1	946	10,5	7607	47,8
1977	6501	83,2	902	10,1	7403	44,2

Altersaufbaus) wird der Anstieg noch besser darstellbar. Betrug die Inzidenzrate 1960 noch 28/100000 war sie 1977 bereits auf 44/100000 angestiegen.

Diese Zunahme wird in allen Bezirken registriert, wobei innerhalb der DDR sich erhebliche regionale Unterschiede der Inzidenz an Lungenkrebs feststellen lassen [2].

Die höchste Morbiditäts- wie auch Mortalitätsrate findet man in der Hauptstadt Berlin. Dies hat zweifellos mehrere Gründe, wie z.B. die in Berlin sehr hohe Autopsierate. Man muß aber auch davon ausgehen, daß sich in Berlin der Zigarettenkonsum früher und stärker verbreitet hat als in den weniger urbanisierten Bezirken. Die altersspezifische Inzidenz beim Bronchialkrebs zeigt, daß der Anstieg alle Altersklassen ab dem 35. Lebensjahr betrifft mit einer beim männlichen Geschlecht geringen Vorverlagerung des Erkrankungsalters, eine Tatsache, die mit dem immer frühzeitigeren Rauchbeginn im Zusammenhang gesehen werden muß.

Bei Frauen ist dieser Trend noch nicht so deutlich zu erkennen, muß aber logischerweise erwartet werden.

Die Tab. 2 und 3 zeigen die Sterblichkeit an bösartigen Neubildungen der Lunge, des Bronchus und der Trachea des männlichen und des weiblichen Geschlechtes in der DDR 1970–1978 absolut (a) sowie je 100000 der Bevölkerung (b). Die bestehende Differenz zwischen Morbiditäts- und Mortalitätsstatistik soll an dieser Stelle nicht erörtert werden.

All die angeführten Zahlen sind erschreckend. Erschreckend für das Schicksal jedes Einzelnen, ebenso wie für die sich daraus ergebenden gesundheitspolitischen Konsequenzen. Letzteres bedeutet u.a., daß in der DDR ständig 1000 Krankenhausbetten mit Lungenkrebspatienten belegt sind. Bei einem Tagessatz von über 120 Mark belaufen sich diese Kosten allein auf 44 Millionen Mark.

Tabelle 2 Sterblichkeit an bösartigen Neubildungen der Lunge und der Trachea des männlichen Geschlechts in der DDR 1970–1978; absolut (a) sowie je 100000 der männlichen Bevölkerung (b)

Alters-	1970		1971		1972		1973		1974		1975		1976		1977		1978	
gruppe	a	b	a	b	a	b	a	b	a	b	a	b	a	b	a	b	a	b
0– 4	–	–	1	0,2	–	–	–	–	–	–	–	–	–	–	–	–	–	–
5– 9	1	0,1	–	–	–	–	1	0,1	–	0,2	–	–	–	–	–	–	1	0,1
10–14	–	–	–	–	–	–	–	–	–	–	–	–	–	–	1	0,1	–	–
15–19	3	0,5	–	–	–	–	–	–	1	0,1	–	–	–	–	–	–	3	0,4
20–24	1	0,2	2	0,4	1	0,2	1	0,2	–	–	2	0,3	2	0,3	2	0,2	–	–
25–29	4	0,7	1	0,2	3	0,6	2	0,4	3	0,7	3	0,4	2	0,4	3	0,5	–	–
30–34	14	2,1	10	1,5	15	2,2	4	0,6	7	1,1	5	0,9	4	0,8	12	2,5	8	1,7
35–39	48	9,0	32	5,8	32	5,5	39	6,4	31	4,9	42	6,4	42	6,2	34	5,0	34	5,1
40–44	87	19,2	87	18,1	102	20,4	108	21,4	110	21,5	84	15,9	93	17,0	112	19,6	110	18,3
45–49	133	37,9	122	35,1	119	33,7	175	46,5	161	39,2	187	42,1	221	46,9	240	49,0	263	53,2
50–54	221	94,7	197	75,1	232	78,1	241	73,9	285	83,6	281	82,7	278	82,8	270	79,1	302	83,1
55–59	675	175,9	456	132,7	435	147,2	345	139,3	333	152,6	300	135,6	361	145,0	405	143,9	451	146,2
60–64	1365	304,8	1048	244,8	1004	244,4	935	236,7	878	233,3	369	248,7	735	235,4	652	243,0	541	240,8
65–69	1746	411,1	1600	379,9	1561	379,2	1501	373,2	1439	366,9	1362	360,5	1269	350,6	1262	362,3	1143	340,6
70–74	1234	430,8	1338	450,9	1430	467,5	1437	458,5	1533	481,0	1507	470,4	1483	466,2	1504	479,7	1465	477,1
75–79	566	335,8	679	400,5	759	445,1	785	450,4	848	471,2	844	456,5	929	486,3	937	470,9	1010	494,0
80–	270	202,9	302	227,2	330	251,9	335	258,0	314	241,6	364	285,0	370	292,2	398	308,3	444	339,9
Insgesamt	6368	81,1	5975	74,7	6023	76,5	5909	75,2	5844	75,8	5850	74,8	5789	71,1	5832	74,6	5775	73,8

Tabelle 3 Sterblichkeit an bösartigen Neubildungen der Lunge und der Trachea des weiblichen Geschlechts in der DDR 1970–1978; absolut (a) sowie je 100000 der weiblichen Bevölkerung (b)

Altersgruppe	1970 a	1970 b	1971 a	1971 b	1972 a	1972 b	1973 a	1973 b	1974 a	1974 b	1975 a	1975 b	1976 a	1976 b	1977 a	1977 b	1978 a	1978 b
0– 4	–	–	–	–	–	–	–	–	–	–	–	–	1	0,22	1	0,2	–	–
5– 9	–	–	–	–	1	0,2	–	–	–	–	–	–	–	–	–	–	–	
10–14	–	–	–	–	–	–	–	–	–	–	–	–	–	–	–	–	–	–
15–19	1	0,2	–	–	–	–	–	–	–	–	–	–	1	0,2	–	–	1	0,1
20–24	–	–	–	–	–	–	–	–	–	–	–	–	–	–	1	0,1	–	–
25–29	2	0,3	4	0,8	1	0,2	–	–	–	–	1	0,2–	1	0,2	–	–	–	–
30–34	3	0,5	3	0,5	5	0,8	4	0,6	2	0,3	–	–	1	0,2	2	0,4	2	0,4
35–39	6	1,1	10	1,8	9	1,6	8	1,3	5	0,8	6	0,9	6	0,9	4	0,6	8	1,2
40–44	17	3,2	14	2,6	11	2,1	15	2,9	10	2,0	17	3,2	11	2,0	18	3,1	9	1,5
45–49	25	4,4	25	4,6	28	5,3	28	5,4	26	4,9	24	4,5	26	4,9	26	5,0	24	4,7
50–54	30	7,8	37	8,6	32	6,6	57	10,7	65	11,6	46	8,4	37	7,0	43	8,3	52	10,1
55–59	98	15,7	66	11,6	62	12,5	61	14,6	45	12,2	42	11,3	69	16,5	61	12,9	62	11,9
60–64	149	22,4	110	16,7	133	20,6	130	20,5	145	23,5	134	22,9	115	21,7	119	25,7	83	21,1
65–69	170	28,8	142	24,0	185	31,3	164	27,6	178	29,8	160	26,8	177	29,9	145	24,9	167	29,1
70–74	156	32,9	137	28,5	155	31,9	153	31,2	162	32,8	167	33,6	218	43,7	181	36,1	185	36,6
75–79	105	32,6	95	29,0	101	30,4	112	32,9	116	33,4	139	39,6	127	35,6	125	34,2	128	34,6
80 +	52	20,7	55	21,4	65	23,7	61	22,8	75	27,1	81	28,8	66	23,1	77	26,0	84	28,3
insgesamt	814	8,8	698	7,6	788	8,6	793	8,7	829	9,1	817	9,1	856	9,5	803	9,0	805	9,0

International wird eingeschätzt, daß 20% aller dem Gesundheitswesen entstehenden Kosten auf Krankheiten fallen, die mit dem Rauchen im Zusammenhang stehen [3].

Im Zusammenhang mit dem zunehmenden Zigarettenkonsum in der DDR, der Tendenz zur Angleichung des Rauchverhaltens von Mann und Frau und der Vorverlagerung des Rauchbeginns auf das 13.–15. Lebensjahr muß man der weiteren Entwicklung mit Sorge entgegensehen. Von den Jugendlichen wissen wir, daß die Mehrzahl die einmal erworbenen Rauchgewohnheiten auch als Erwachsene beibehalten. Ebenso ist bekannt, daß Jugendliche, die bereits vor dem 15. Lebensjahr anfangen zu rauchen, eine 17 mal größere Lungensterblichkeit aufweisen als Nichtraucher.

Neben dem Lungenkrebs findet man noch Zusammenhänge zwischen Rauchen und der Entstehung von Geschwülsten der Mundhöhle, des Pharynx, des Larynx, der Speiseröhre, des Pancreas und der Harnblase (GIBEL [4]). Letzterer kommt bei Zigarettenrauchern 4mal häufiger vor als bei Nichtrauchern (KUNZE u. VUTUC [5]). Der erwiesene Zusammenhang zwischen Tabakmißbrauch und Geschwulstentstehung, insbesondere dem Lungenkrebs, wird deshalb zu einem entscheidenden Aspekt im Kampf gegen das Rauchen und damit ein entscheidender Bestandteil der Geschwulstbekämpfung. Lassen sich doch durch Verhinderung des Tabakmißbrauches etwa 90% der Lungenkrebsfälle vermeiden, während man bei der Früherkennung des Lungenkrebses, die mit viel Aufwand betrieben wird, bestenfalls 10–15% der Erkrankten heilen kann.

Die in vielen Staaten geplanten oder vollzogenen Schritte, das Tabakproblem unter Kontrolle zu bekommen, muß man bei kritischer Einschätzung als unbefriedigend, wenn nicht gar enttäuschend einschätzen.

Aus unserer Sicht erscheinen folgende Zielvorstellungen realistisch:

Die größten wirksamen Erfolge bei der Bekämpfung des Zigarettenrauchens sind von Programmen zu erwarten, bei denen jugendlichen Nichtrauchern abgeraten wird, mit dem Rauchen zu beginnen, zumal der Anteil der erwachsenen Raucher fast identisch ist mit dem Prozentsatz der Raucher im Alter von 20 Jahren. Hierbei sind die günstigen Aspekte des Nichtrauchens mehr zu betonen als die ungünstigen des Rauchens.

Auf hohem Niveau stehende Aufklärung der erwachsenen Raucher zwecks Beendigung eines weiteren Anstieges des Zigarettenverbrauches durch Abnahme der Zahl rauchender Männer und Beeinflussung der zahlenmäßigen starken Zunahme von weiblichen Tabakkonsumenten.

Anerkennung der Raucher als einen unter einem besonders gesundheitlichen Risiko stehenden Personenkreis und Einrichtung eines speziellen Dispensair.

Gezielte Rauchentwöhnung bei Patienten, deren Krankheitsverlauf durch das Rauchen verschlechtert oder deren Behandlung erschwert wird.

Der im Augenblick aussichtsreichste Weg aller präventiven Maßnahmen liegt unseres Erachtens in einer drastischen Senkung des durchschnittlichen Schadstoffgehaltes der Zigarette. Keinesfalls kann die „entschärfte" Zigarette als die Lösung des Problems angesehen werden, sie ist jedoch im Rahmen und Zusammenspiel aller anderen gegen das Rauchen gerichteten Aktionen eine sehr wesentliche Interventionsmöglichkeit [6].

Die sicherste Risikoverminderung ist und bleibt jedoch auch in Zukunft das Nichtrauchen.

Literatur

[1] Controlling the smoking epidemic. Report of the WHO Expert Comitee om Smoking Control Technical Report Series 636, WHO, Genf 1979.

[2] Berndt, H.: Epidemiologie des Bronchialkrebses. Z. Erkr. Atem Org. **148** (1977) 163.

[3] Sir Godberg, G.: Vortrag auf der 4. Weltkonferenz „Smoking and Health" Stockholm 1979.

[4] Gibel, W.: Gesundheitsschäden durch Rauchen – Möglichkeiten einer Prophylaxe. Akademie-Verlag, Berlin 1976.

[5] Kunze, M., Vutuc, C.: Teer-Exposition bei Tabak-assoziierten Lungen- und Blasenkrebs. Münch. Med. Wschr. **121** (1979) 1041.

[6] Gori, G. B., Bock, F. G., (Hrsg): Banbury Report 3/A Safe Cigarette? Cold Spring Harbor Laboratory 1980.

Auswahlliteratur

Doll, R.: Lung Cancer: Prospects for Controll. Brit. J. Diseases of the Chest **73** (1979) 47.

Smoking and Health: A Report of the Surgeon General. Washington, DC, Department of Health, Education and Welfare, 1979.

Gesundheit und Rauchen. Dresden: Deutsches Hygiene-Museum in der DDR 1976. Informations- u. Argumentationsmaterial zur Gesundheitserziehung.

Nichtrauchen – Entscheidung für die Gesundheit. Deutsches Hygiene-Museum in der DDR 1980. Informations- und Argumentationsmaterial zur Gesundheitserziehung.

Gibel, W.: Lungenkrebsentstehung durch Rauchen. Z. Erkrank. Atm.-Org. **148** (1977) 62.

Steinbrück, P.: Zum Tabakproblem in der DDR. Nat. Komitee für Gesundheitserziehung in der DDR 1978.

W. Barth

Gesundheitsschäden durch Rauchen — Möglichkeiten einer Prävention aus kardiologisch-angiologischer Sicht

Sowohl die experimentelle, die klinische als auch die epidemiologische Forschung haben eine Vielzahl von Hinweisen auf die Schädlichkeit des Tabakrauches für das Herz-Kreislauf-System erbracht.

Von den zahlreichen Schadstoffen des Tabakrauches kommen im Hinblick auf die Entwicklung von Herz-Kreislauf-Krankheiten (HKK) dem Nikotin und dem Kohlenmonoxid (CO) die größte Bedeutung zu. Das Nikotin bewirkt eine vermehrte Freisetzung von Katecholaminen [1]. Diese führt wiederum zu einer unökonomischen Arbeit des Herzens, einem gesteigerten Sauerstoffverbrauch des Herzmuskels, einer erhöhten Gefahr von Herzrhythmusstörungen [2, 3], einer verstärkten Blutgerinnungsneigung [4] sowie einer Erhöhung des Blutfettspiegels [5–11]. Das CO vermindert bekanntlich die Fähigkeit des roten Blutfarbstoffes, Sauerstoff zu transportieren. Damit kommt es am Herzmuskel zu einer Verminderung des Sauerstoffangebotes bei gleichzeitig erhöhtem Sauerstoffbedarf. Die Hauptwirkung des CO besteht aber darin, daß es vor allem bei erhöhtem Blutlipidspiegel zu einem verstärkten Einstrom von Fettsubstanzen aus dem Blut in die Arterienwände führt und somit die Entwicklung der Arteriosklerose beschleunigt [12].

Weiterhin wurde in den letzten Jahren immer wieder festgestellt, daß Zigarettenraucher im Durchschnitt deutlich niedrigere HDL (high density lipoprotein)-Werte aufweisen als Nichtraucher [13, 14]. Das HDL ist ein starker Schutzfaktor gegen die Entwicklung der Arteriosklerose.

Entsprechend hat man bei klinischen Untersuchungen und in epidemiologischen Querschnittsstudien immer wieder eine Häufung von HKK bei Zigarettenrauchern beobachtet. So findet man im allgemeinen unter Patienten mit peripheren organischen arteriellen Durchblutungsstörungen 85–99% Zigarettenraucher [15–18] gegenüber 45–60% in der vergleichbaren männlichen Normalbevölkerung [19–21].

Schettler beobachtete bei seinen Herzinfarktpatienten, daß bei starken Rauchern das akute Ereignis durchschnittlich 10 Jahre früher eingetreten war als bei Nichtrauchern [22].

Auch pathologisch-anatomische Studien haben einen deutlichen Zusammenhang zwischen Rauchen und Arteriosklerose gezeigt [23–27]. So fand Auer-

BACH unter den ehemals starken Rauchern 3–4mal häufiger ausgeprägte arteriosklerotische Veränderungen der Koronarien als bei denen, die nie regelmäßig geraucht hatten (Tab. 1).

Die entscheidenden Aussagen über die quantitativen Auswirkungen des Rauchens als Risikofaktor auf die Entstehung von HKK haben jedoch die epidemiologischen Längsschnittstudien erbracht. Am intensivsten wurden die Beziehungen zwischen Rauchen und ischämischer Herzkrankheit untersucht.

Beim Pooling-Projekt waren nach einer Beobachtungszeit von 10 Jahren von den Nichtrauchern etwa 4% und von den starken Rauchern etwa 13% an einem Herzinfarkt erkrankt [28] (Tab. 2).

Tabelle 1 Grad der Koronarsklerose bei Autopsie in Abhängigkeit von den Rauchgewohnheiten, Männer 45–59 Jahre (n = 1372) [21]

	Grad der Koronarsklerose		
	keine bzw. gering	mäßig	fortgeschritten
nie regelmäßig geraucht	71%	21%	7%
<20 Zig./Tag	42%	39%	19%
20–39 Zig./Tag	35%	41%	25%
>40 Zig./Tag	17%	55%	28%

Tabelle 2 Herzinfarkt-Neuerkrankungsraten in Abhängigkeit von der Zigarettenzahl (Beobachtungszeitraum 10 Jahre, Männer 30–59 Jahre) [28]

Zigaretten/Tag	Neuerkrankungsraten/1000 × 10 Jahre
Nichtraucher	40
unter 10	66
10–20	83
über 20	131

Untersucht man die infarktbegünstigende Wirkung des Zigarettenrauchens getrennt nach Altersgruppen, so findet man, daß das relative Risiko, an einer ischämischen Herzkrankheit (IHK) zu versterben, bei jüngeren Rauchern deutlich höher ist als bei älteren [29, 30] (Tab. 3). Das gilt sowohl für Männer als auch für Frauen.

Auch das Alter bei Beginn des Zigarettenrauchens hat einen deutlichen Einfluß auf die Infarktmortalität. Je früher mit dem Rauchen begonnen wird, um so höher ist das Mortalitätsrisiko [31, 32] (Tab. 4).

Tabelle 3 IHK-Mortalitätsraten/10000×Jahr bei den britischen Ärzten in Abhängigkeit von Alter und Zigarettenzahl (Beobachtungszeitraum 20 Jahre) [30]

Zigaretten/Tag	<45	45–54	55–64	65–74	>74 Jahre
Nichtraucher (ständig)	0,7	11,8	53,1	119,0	243,2
1–14	4,6	22,0	74,2	186,6	271,9
15–24	6,1	36,8	81,9	151,1	173,1
>24	10,4	39,3	102,5	173,1	324,7

Tabelle 4 Relative Herzinfarkt-Mortalitätsraten in Abhängigkeit vom Alter beim Beginn des Zigarettenrauchens

		HAMMOND [31]	HIRAYAMA [32]
	Nichtraucher	1,0	1,0
Alter bei Beginn des	>24	1,4	1,5
Zigarettenrauchens	20–24	1,7	1,6
(Jahre)	15–19	2,1	2,1
	<15	2,3	

Wird das Zigarettenrauchen eingestellt, dann geht das Herzinfarktrisiko bereits innerhalb des 1. Jahres deutlich zurück und gleicht sich selbst bei ehemals starken Rauchern nach spätestens 10 Jahren wieder weitgehend dem der Nichtraucher an [29].

Ganz ähnlich liegen die Verhältnisse bei bereits durchgemachtem Infarkt. Bei Patienten, die nach dem akuten Ereignis das Rauchen einstellen, geht im Vergleich zu den Weiterrauchenden die Reinfarktquote etwa auf die Hälfte zurück [33].

Im Hinblick auf den Schlaganfall sind die Aussagen nicht so einheitlich wie beim Herzinfarkt. Die großen epidemiologischen Längsschnittstudien haben jedoch übereinstimmend für Zigarettenraucher auch ein höheres Schlaganfallrisiko ergeben [29, 30, 34].

Für die peripheren organischen arteriellen Durchblutungsstörungen ist das Rauchen der dominierende Risikofaktor. Bei der Framingham-Studie trat bei den starken Rauchern 3mal so häufig eine Claudicatio intermittens auf wie bei Nichtrauchern [35]. Auch das Risiko, an einer Aortenruptur zu versterben, ist für einen starken Raucher 5–10mal so groß wie für einen Nichtraucher [29, 30, 36].

Das Zigarettenrauchen ist bekanntlich nicht nur ein ausgeprägter Risikofaktor für HKK sondern auch für andere chronische Krankheiten. Demzufolge hat es auch besonders gravierende Auswirkungen auf die Gesamtmortalität. So lag bei der Studie mit den britischen Ärzten bei den starken Rauchern die Gesamtsterblichkeit mehr als doppelt so hoch wie bei den ständigen Nichtrauchern [30].

Entscheidend für die krankheitsbegünstigenden Auswirkungen des Tabakrauches ist die Inhalation. Je tiefer inhaliert wird, um so größer ist das Erkrankungsrisiko. Wird der Tabakrauch nicht inhaliert – wie es häufig bei Zigarren- und Pfeifenrauchern der Fall ist, – dann besteht auch kein wesentlich erhöhtes Risiko [31].

Wie sieht nun die Situation auf dem Gebiet Rauchen und HKK bei uns in der DDR aus? Der Pro-Kopf-Verbrauch an Zigaretten hat in den letzten 20 Jahren bekanntlich um über 60% zugenommen [37]. Dabei sind die Steigerungsraten von Jahr zu Jahr größer geworden. Auch der Verzehr von gesättigten Fettsäuren und Cholesterol in Form von Butter, Käse, Fleisch und Eiern hat in ähnlicher Weise zugenommen [37]. Auf Grund dieser vom medizinischen Standpunkt zweifellos ungünstigen Entwicklung wäre auch ein Ansteigen der Herz-Kreislauf-Morbidität und -Mortalität zu erwarten. Leider sind die Angaben unserer medizinischen Statistik insbesondere auf dem Gebiet der HKK sehr unzuverlässig. Dennoch läßt sich sagen, daß die Sterbeziffern an HKK seit 1933 stark zugenommen haben, was etwa zu gleichen Teilen einmal auf die Änderung der Altersstruktur zum anderen aber auf eine echte Zunahme zurückzuführen ist [38].

Die Herz-Kreislauf-Mortalität macht inzwischen 56% der Gesamtmortalität aus. Eine weitere Zunahme der Herz-Kreislauf-Mortalität ist in den letzten Jahren nicht zu erkennen. Demgegenüber zeigt jedoch die IHK-Mortalität insbesondere in den mittleren Altersgruppen, in denen die Risikofaktoren besonders wirksam sind, weiterhin einen Anstieg.

Die stärkste Zunahme verzeichnet die Todesursachen-Kategorie „Allgemeine Atherosklerose". Inzwischen wird diese Todesursache bei Männern etwa gleichhäufig und bei Frauen fast doppelt so häufig wie die IHK codiert. Hinter dieser unpräzisen Kategorie „Atherosklerose" dürften sich also zunehmend auch eine Vielzahl von IHK-Todesfällen verbergen [38, 39].

Stark angestiegen ist auch die Anzahl der stationären Behandlungsfälle wegen Herzinfarkt. In den letzten 10 Jahren gab es bei den Männern eine Zunahme um etwa 45% und bei den Frauen um etwa 75% [38]. Alle diese Angaben sind natürlich mit großer Vorsicht zu interpretieren. Aber sie sprechen zumindest nicht für einen Rückgang der IHK-Morbidität und -Mortalität.

Der wichtigste Gradmesser bei der Beurteilung der Effektivität prophylaktischer Maßnahmen auf diesem Gebiet ist zweifellos die Entwicklung der Herzinfarkt-Neuerkrankungsraten. Dieser Parameter ist praktisch nur durch vollständige Herzinfarkt-Register zu erfassen. Das sogenannte Meßstellensystem Herzinfarktregister ist noch im Aufbau begriffen, so daß noch kein umfassendes Zahlenmaterial vorliegt. Erste vorläufige Ergebnisse sprechen jedoch für einen Anstieg der Inzidenzraten. So wurden im Bezirk Halle 1974 12,3 und 1978 14,2 Herzinfarktfälle pro 10000 Einwohner registriert, das ist ein Anstieg um etwa 15% innerhalb von fünf Jahren [21].

Bei der ungünstigen Entwicklung des Verbrauchs an Zigaretten und einigen Nahrungsmitteln wäre evtl. ein noch deutlicherer Anstieg der IHK-Morbidität und -Mortalität zu erwarten gewesen. Das dürfte u.a. dadurch verhindert worden sein, daß bei Männern mittleren Alters – einer Bevölkerungsgruppe also, aus der sich ein großer Teil der Herzinfarkt-Patienten rekrutiert – der Prozentsatz der Raucher deutlich zurückgegangen ist. Waren 1968 bei repräsentativen Befragungen noch etwa 70% von ihnen Raucher, so waren es 1974 nur noch etwa 50% [19, 21]. Wenn trotzdem der Gesamt-Pro-Kopf-Verbrauch an Zigaretten so stark angestiegen ist, dann muß diese Zunahme – abgesehen von einer gewissen Steigerung des individuellen Konsums – ganz besonders zu Lasten der Jugendlichen und teilweise der jüngeren Frauen gehen. Die Jugendlichen erkranken natürlich noch nicht am Herzinfarkt. Aber hier wird eine Zeitzünderbombe gelegt, die erst in 40–50 Jahren ihre schwerwiegenden Folgen zeigen wird, wenn wir sie nicht rechtzeitig entschärfen.

Bis in die 60er Jahre wurde in allen hochentwickelten Industrieländern ein Anstieg der Herz-Kreislauf-Mortalität beobachtet. Danach setzte in einigen Ländern wieder ein Rückgang ein. In den USA betrug die Senkung der IHK-Mortalität zwischen 1963 und 1975 etwa 25% [40]. Damit parallel ging eine deutliche Verbesserung der Ernährungsgewohnheiten im Sinne der Vorbeugung von HKK sowie eine Reduzierung des Pro-Kopf-Verbrauchs an Zigaretten um 22% [40]. Schätzungen in den USA haben ergeben, daß etwa 30–40% des Rückgangs der IHK-Mortalität und reichlich 60% des Rückgangs der Gesamtmortalität auf die Einschränkung des Zigarettenrauchens zurückzuführen sind [41]. Auch theoretische Berechnungen ergeben übereinstimmend, daß durch eine völlige Ausschaltung des Risokofaktors Rauchen etwa 1/3 aller Herzinfarktfälle verhindert werden könnten [42, 43]. Das wären in der DDR etwa 10000 frische Herzinfarktfälle pro Jahr, wovon annähernd 2/3 innerhalb der ersten 4 Wochen tödlich ausgehen.

Die Feststellung eines WHO-Expertengremiums, daß das Zigarettenrauchen gegenwärtig „die vermeidbare Hauptursache des vorzeitigen Todes ist", gilt also ganz besonders für das Gebiet der Kardiologie. Wenn auch der Kampf gegen das Rauchen ein gesamtgesellschaftliches Anliegen ist, so sind wir Kardiologen doch in besonderem Maße dazu verpflichtet. In den letzten Jahren hat deshalb auf unseren Tagungen und Kongressen mehrfach das Thema primäre Prophylaxe von HKK im Mittelpunkt gestanden. Dabei spielte entsprechend auch das Problem Rauchen eine wichtige Rolle. Der Forschungsverband Herz-Kreislauf-Krankheiten hat auch zusammen mit dem Institut für Gesundheitserziehung Informations- und Argumentationsmaterialien zu dieser Problematik ausgearbeitet.

Der Vorstand der Gesellschaft für Kardiologie und Angiologie hat einstimmig einen Beschluß gefaßt, nicht mehr zu rauchen, und alle Mitglieder der Gesellschaft aufgerufen, diesem Beispiel zu folgen. Es gibt zahlreiche verdienstvolle Aktivitäten einzelner Kardiologen in den Kreisen im Kampf gegen das Rauchen. Aber alles ist erst ein Anfang. Die Hauptarbeit steht noch vor uns. Das betrifft sowohl die Verbesserung der Aus- und Weiterbildung des gesamten medizinischen Personals auf diesem Gebiet, die verstärkte Mobilisierung der Studenten, Schwestern und Ärzte für diese Aufgabe, als auch eine wesentlich breitere und effektivere Gesundheitserziehung sowie die konsequentere Durchsetzung gesamtgesellschaftlicher Maßnahmen zur Bekämpfung des Rauchens.

Literatur

[1] Westfall, T. C., Watts, D. T.: Catecholamine excretion in smokers and nonsmokers. J. Applied Physiol. **19** (1964) 1, 40.

[2] Balazs, T., Ohtake, S. et al.: Ventricular extrasystoles induced by epinephrine, nicotine, ethanol, and vasopressin in dogs with myocardial lesions. Toxicology and Applied Pharmacology **15** (1969) 1, 189.

[3] Greenspan, K., Edmands, R. E. et al.: Some effects of nicotine on cardiac automaticity, conduction, and inotropy. Arch. Intern. Med. **123** (1969) 6, 707.

[4] Murphy, E. A.: Thrombozyten, Thrombose und Gerinnung. In: Schievelbein, H. (Herausgeber): Nikotin: Pharmakologie und Toxikologie des Tabakrauches. Georg Thieme Verlag, Stuttgart 1968.

[5] Kershbaum, A., Bellet, S. et al.: Effect of cigarette smoking and nicotine on serum free fatty acids. Based on a study in the human subject and the experimental animal. Circulation Research **9** (1961) 3, 631.

[6] Kershbaum, A., Bellet, S. et al.: Effect of cigarette smoking on free fatty acids in patients with healed myocardial infarction. Amer. J. Cardiol. **10** (1962) 2, 204.

[7] Klensch, H.: Blut-Katecholamine and -Fettsäuren beim Stress durch Rauchen und durch körperliche Arbeit. Z. Kreislaufforsch. **55** (1960) 10, 1035.

[8] Harlan, W. R., Oberman, A. et al.: Constitutional and environmental factors related to serum lipids and lipoprotein levels. Ann. Intern. Med. **66** (1967) 3, 540.

[9] Dawber, T. R., Kannel, W. B. et al.: Some factors associated with the development of coronary heart disease. Six year's follow up experience in the Framingham study. Amer. J. Publ. Health and Nations Health **49** (1959) 10, 1349.

[10] Karvonen, M., Orma, E. et al.: Cigarette smoking, serum-cholesterol, blood-pressure and body fatness. Observations in Finland. Lancet **1** (1959) 492.

[11] Pincherle, G.: Factors affecting the mean serum cholesterol. J. chron. Dis. **24** (1971) 289.

[12] Astrup, P., Kjeldsen, K. et al.: Enhancing influence of carbon monoxide on the development of atheromatosis in cholesterol-fed rabbits. J. Atheroscl. Res. **7** (1967) 343.

[13] Arntzenius, C. A., van Gent, C. M. et al.: Reduced High-Density Lipoprotein in Women Aged 40–41 Using Oral Contraceptives. Consultation Bureau Heart Project. Lancet (1978) 8046. 1221.

[14] Garrison, R. J., Kannel, W. B. et al.: Cigarette Smoking and HDL Cholesterol. The Framingham Offspring Study. Atherosclerosis **30** (1978) 1, 17.

[15] Widmer, L. K., Hartmann, G. et al.: Risikofaktoren und Gliedmaßenarterienverschluß. Dt. Med. Wochenschr. **94** (1969) 21, 1107.

[16] Heine, H.: Arterielle Gefäßerkrankungen. Klinik und Prognose. Akademie Verlag Berlin 1972.

[17] Kornotzki, M. u.a.: Ischämische Herzkrankheit bei Patienten mit chronisch-arterieller Verschlußkrankheit der unteren Extremitäten. Dt. Gesundh.-Wesen **30** (1975) 43, 2022.

[18] Schmidt, H., Heine, H u.a.: Die Bedeutung von kardiovaskulären Begleiterkrankungen und Risikofaktoren für klinisches Bild und Prognose von Patienten mit peripherer Arteriosclerosis obliterans. Dt. Gesundh.-Wesen **34** (1979) 36, 1725.

[19] Böthig, S.: Epidemiologie der Herz-Kreislauf-Krankheiten bei Männern mittleren Alters. Ergebnisse der Erstuntersuchung der Studie Berlin-Mitte. Dissertation B. Berlin 1974.

[20] Herrmann, H., Liehs, F.: Der Einfluß des Rauchens auf die Entwicklung von chronisch broncho-pulmonalen Erkrankungen. In: Gibel, W. (Herausgeber): Gesundheitsschäden durch Rauchen. Möglichkeiten einer Prophylaxe. Akademie Verlag Berlin 1976.

[21] Barth, W., Möckel, S.: Dissertation B. In Vorbereitung.

[22] Schettler, G., Nüssel, E.: Neuere Resultate aus der epidemiologischen Herzinfarktforschung in Heidelberg. Dt. Med. Wochenschr. **99** (1974) 2003.

[23] Auerbach, O., Hammond, E. C. et al.: Smoking in relation to atherosclerosis of the coronary arteries. N. Engl. J. Med. **273** (1965) 15, 775.

[24] Avtandilov, G. G., Kolenova, V. I. et al.: Kureniye tabaka i stepen′ ateroskleroticheskogo porazheniya koronarnych arteriy serdsa i aorty (Tabakrauchen und der Grad arteriosklerotischer Veränderungen der Koronararterien und der Aorta). Kardiologiya **5** (1965) 1, 30.

[25] Sedov, K. R.: Wlijaniye kureniya i alcogolya na raswitiye koronarnogo ateroskleroza (Der Einfluß des Rauchens und des Alkohols auf die Entwicklung der Koronarsklerose). In: Ryvkin, I. A. (Herausgeber): Epidemiologiya arterialnoi gipertoniyi i koronarnogo ateroskleroza (Epidemiologie der arteriellen Hypertonie und der Koronarsklerose). Medizina. Moskau 1969.

[26] Strong, J. P., Richards, M. L.: Cigarette smoking and atherosclerosis in autopsied men. Atherosclerosis **23** (1976) 451.

[27] Lifsic, A. M.: Atherosclerosis in smokers. Bull. World Health Organ. **53** (1976) 631.

[28] Inter-Society Comission for Heart Disease Resources. Atherosclerosis Study Group and Epidemiology Study Group. Primary prevention of the atherosclerotic diseases. Circulation **42** (1970) 6.

[29] Hammond, E. C., Garfinkel, L.: Coronary heart disease, stroke and aortic aneurysm. Factors in the etiology. Arch. Environm. Health **19** (1969) 2, 167.

[30] Doll, R., Peto, R.: Mortality in relation to smoking: 20 years' observations on male British doctors. Brit. Med. J. **172** (1976) 2, 1525.

[31] Hammond, E. C.: Smoking in Relation to Mortality and Morbidity. Findings in First Thirty-four Months of Follow-Up in a Prospective Study Started in 1959. J. Nat. Cancer Inst. **32** (1964) 5, 1161.

[32] Hirayama, T.: Smoking in relation to the death rates of 265.118 men and women

in Japan. A report of five years of follow-up. American Cancer Society's Fourteenth Science Writers' Seminar. Clearwater Beach, Florida, 1972.

[33] WILHELMSSON, C., VEDIN, J. et al.: Smoking and myocardial infarction Lancet **1** (1975) 415.

[34] KANNEL, W. B., GORDON, T. et al.: Hemoglobin and the Risk of Cerebral Infarction: The Framingham study. Stroke **3** (1972) 4, 409.

[35] KANNEL, W. B., SHURTLEFF, D.: The Framingham Study: Cigarettes and the Development of Intermittent Claudication. Geriatrics **28** (1973) 2, 61.

[36] KAHN, H. A.: The Dorn study of smoking and mortality among U.S. veterans: report on 8 1/2 years of observation. In: Haenszel, W. (Editor): Epidemiological Approaches to the Study of Cancer and Other Chronic Diseases. Bethesda, U.S. Public Health Service, National Cancer Institute Monograph No. 19 (1966) 1.

[37] Statistisches Jahrbuch der DDR 1979.

[38] Das Gesundheitswesen der DDR 1979. Berlin 1979.

[39] Das Gesundheitswesen der DDR 1978. Berlin 1978.

[40] WALKER, W. J.: Changing United States Life-Style and Declining Vascular Mortality: Cause or Coincidence? N. Engl. J. Med. **297** (1977) 3, 163.

[41] U.S. Department of Health, Education, and Welfare. Public Health Service. HIJ Publication No. 79-1610. Havlik, R. J., Feinleib, M.: Proceedings of the Conference on the Decline in Coronary Heart Disease Mortality. Bethesda. October 1978.

[42] STRUMANS, F., MULDER, P. G. H., VALKENBURG, H. A.: Estimation of Possible Effect of Interventive Measures in the Area of Ischemic Heart Disease by Attributable Risk Percentage. Amer. J. Epidem. **105** (1977) 3, 281.

[43] MIETTINEN, O. S.: Proportion of disease caused or prevented by a given expressure, trait or intervention. Amer. J. Epidem. **99** (1974) 325.

H. Herrmann

Tabakschäden — Probleme, Möglichkeiten und Wert ihrer Prophylaxe aus pulmologischer Sicht

Nach unserem heutigen Erkenntnisstand ist das Rauchen einer der wichtigsten Risikofaktoren für Leben und Gesundheit.

In der DDR sterben jährlich etwa 25000 männliche Raucher an einer durch Rauchen verursachten oder begünstigten Krankheit. Der größte relative Unterschied zur Sterblichkeit bei Nichtrauchern besteht in den Altersklassen von 45–59 Jahren. Nach repräsentativen Untersuchungen des Zentralinstituts für Arbeitsmedizin der DDR führt bereits ein täglicher Verbrauch von 1–5 Zigaretten bei Männern zu einem zusätzlichen Verlust an Arbeitstagen von 14% und ein Tageskonsum von 5 und mehr Zigaretten zu einem zusätzlichen Verlust an Arbeitstagen von 20%.

Die dominierende Bedeutung des Rauchens für die Entwicklung von Herz-Kreislauf-Krankheiten, chronischen Atemwegserkrankungen und verschiedene Geschwulstformen darf heute als wissenschaftlich erwiesen angesehen werden. Für den Pulmologen bedeutet Tabakschaden in erster Linie chronische Bronchitis und Bronchialkarzinom. In diesem Bericht soll auf der Grundlage eigener Untersuchungen nur auf die chronische Bronchitis eingegangen werden.

Die chronisch obstruktive Bronchitis ist in unserem Land ein ernsthaftes gesundheitliches Problem der Männer im Alter über 45 Jahre. Eingehende epidemiologische Untersuchungen haben gezeigt, daß bei unserer Bevölkerung das Rauchen die häufigste Ursache der chronischen Bronchitis ist.

Die chronische Bronchitis ist bei Rauchern fast doppelt so häufig als bei Nichtrauchern. Unter den vielen Faktoren, die für die Entstehung der chronischen Bronchitis ursächlich in Betracht kommen, spielt das Rauchen eine dominierende Rolle. Sicher gibt es keine feste Rangordnung der Wertigkeit der einzelnen Schadfaktoren. Unter unseren lufthygienischen Bedingungen und in Zusammenhang mit dem Raucherverhalten der Bevölkerung kann aber gesagt werden, daß das Rauchen eine größere Bedeutung hat für die Entstehung einer chronischen Bronchitis als die Immissionsbelastung der Luft und die Staubexposition am Arbeitsplatz.

Nicht allein die Tatsache des Rauchens, sondern die Umstände des Tabakkonsums sind von Bedeutung für Häufigkeit und Schweregrad des Tabakschadens. Unter den sogenannten Rauchgewohnheiten sind in diesem Zusammenhang die Höhe des täglichen Tabakkonsums und die Inhalationsgewohnheiten von besonderer Bedeutung. Es bestehen eindeutige Dosis-Wirkungsbeziehungen zwischen der Höhe des täglichen Tabakkonsums und der Bronchitispraevalenz.

Tabelle 1 Tabakverbrauch und Bronchitishäufigkeit

Männer (1971) $n = 4636$

durchschnittl. Tabakverbrauch pro Tag	n	ohne Bronchitis	einfache Bronchitis	chronische Bronchitis
1– 4 g	435	58,9	15,2	11,7
8–14 g	2120	47,5	17,7	17,9
15–24 g	1769	40,9	16,0	22,9
25–50 g	308	35,4	18,8	28,3
			$p = 0{,}01$	

Bei Rauchern mit einem Tabakkonsum bis 4 g täglich liegt die Praevalenz der chronischen Bronchitis nur wenig höher als bei Nichtrauchern. Bei Nichtrauchern und Rauchern mit niedrigem Tabakverbrauch finden sich zwischen Untersuchungsorten mit unterschiedlicher Immissionsbelastung noch signifikante Praevalenzunterschiede als Folge der Umweltbedingungen. Mit ansteigendem Tabakkonsum dominiert offensichtlich der Faktor Rauchen und bedingt auch zwischen Orten stark unterschiedlicher Immissionsbelastung ein einheitliches Praevalenzniveau der chronischen Bronchitis. Ähnliches gilt für die Bedeutung der beruflichen Schadstoffexposition in Zusammenhang mit dem Rauchen.

Tabelle 2 Häufigkeit der Bronchitis bei Nichtrauchern und Rauchern mit und ohne Staubbelastung am Arbeitsplatz

Männer, 35–64 Jahre (1971) $n = 4145$

	n	ohne Bronchitis	einfache Bronchitis	chronische Bronchitis
Männer ohne Staubexposition				
Nichtraucher	476	71,0	10,3	8,2
Raucher	1841	52,6	16,9	15,2
Männer mit Staubexposition				
Nichtraucher	294	63,3	12,9	10,2
Raucher	1534	41,9	17,3	21,7
			$p = 0{,}005$	

Die Bronchitispraevalenz der Raucher ohne Staubexposition ist höher als die der Nichtraucher mit Staubexposition. Die lufthygienische Belastung und die berufliche Staubexposition werden besonders wirksam, wenn die eigene Verhaltensweise (das Rauchen) als Schadfaktor hinzukommt.

Da das Tabakrauchen sehr rasch die Ciliarfunktion der Bronchialschleimhaut lähmt, kommt es als Folge zu schweren Störungen der Selbstreinigung der Lunge. Damit werden die Voraussetzungen geschaffen für die Wirksamkeit von Schadstoffen auch in geringerer Konzentration.

Nach dem täglichen Tabakkonsum haben die Inhalationsgewohnheiten die größte Bedeutung für den Grad des Tabakschadens. Das Krankheitsrisiko nimmt zu, je mehr und je tiefer Tabakrauch inhaliert wird.

Tabelle 3 Inhalationsgewohnheiten und Häufigkeit der Bronchitis

Männer, 35–64 Jahre (1971) $n = 4636$ Angaben zur Inhalation	n	ohne Bronchitis	einfache Bronchitis	chronische Bronchitis
nicht	915	50,8	17,3	16,2
nicht tief	1860	45,3	17,0	19,6
tief	1861	42,4	17,1	22,1

Die Bedeutung des Tabakrauchens als Gesundheitsrisiko wird auch in seinen Auswirkungen auf die bronchiale Reaktivität deutlich. Personen mit bronchialer Hyperreaktivität sind bei Rauchern über doppelt so häufig als bei Nichtrauchern. Diese Personen haben eine geringere Besserungstendenz ihrer Bronchitis, eine erhöhte Verschlechterungsfrequenz obstruktiver Ventilationsstörungen und gehäufte Arbeitsunfähigkeit.

Die besondere Bedeutung der höheren Bronchitispraevalenz bei Rauchern liegt in dem Zusammenhang zwischen chronischer Bronchitis und respiratorischer Insuffizienz. Häufigkeit und Schweregrad der obstruktiven Ventilationsstörungen bestimmen den Verlauf der chronischen Bronchitis und das Schicksal der Bronchitiker. Obstruktive Ventilationsstörungen ($FEV_{1 \cdot 0}$% FVC $\leq$ 70%) sind bei Zigarettenrauchern doppelt so häufig (37,6%) als bei Nichtrauchern (17,5%).

Unter den Faktoren, die die Verschlechterungsfrequenz von $FEV_{1 \cdot 0}$ beeinflussen, nimmt das Rauchen eine dominierende Stellung ein. Verschlechterungen der Lungenfunktion sind am häufigsten bei Rauchern, die zusätzlich durch Luftverschmutzung oder Staubgefährdung am Arbeitsplatz belastet sind.

Während die Verschlechterung von $FEV_{1 \cdot 0}$ bei Personen ohne Bronchitis und bei Nichtrauchern meist nur in den Borderline Bereich der Obstruktion führt, führen die Verschlechterungen bei Rauchern und chronischen Bronchitikern zumeist bis in den Bereich der manifesten Obstruktion.

Tabelle 4 Häufigkeit der Verschlechterung von $FEV_{1.0}$ in % bei Männern in Abhängigkeit von Rauchen und Immissionsbelastung

	nach 3 Jahren	nach 6 Jahren
Nichtraucher		
Halle[1]	17,4%	15,8%
Schwerin[2]	7,4%	10,2%
Raucher		
Halle	24,1%	36,1%
Schwerin	14,5%	20,2%

[1] Ort mit hoher Immissionsbelastung
[2] Ort ohne Immissionsbelastung

Der qualitative Einfluß des Rauchens auf die Lungenfunktion wird am deutlichsten bei der Kontrolle des jährlichen $FEV_{1.0}$-Abfalls. Die „normale Lunge" zeigt unter physiologischen Bedingungen einen altersabhängigen Funktionsverlust (Altersregression), der sich u. a. in der Reduzierung von $FEV_{1.0}$ äußert. Nach eigenen Ergebnissen beträgt die Altersregression bei Männern zwischen 35 und 64 Jahren etwa 40 ml jährlich, diese Bedingungen sind nur noch bei Nichtrauchern in Orten ohne starke Immissionsbelastung gegeben. Die normale Altersregression von $FEV_{1.0}$ erfährt Schwankungen durch klimatische Bedingungen, lange Heizperioden, Grippeperioden, ohne daß der Trend der Regression insgesamt damit verändert wird. Risikofaktoren, an erster Stelle das Rauchen, können den $FEV_{1.0}$-Abfall dagegen bleibend verstärken und eine Entwicklung einleiten, die bis zur respiratorischen Insuffizienz führen kann.

Der jährliche $FEV_{1.0}$-Abfall zeigt auch bei nichtrauchenden Männern ohne bronchopulmonale Symptomatik zwischen Orten unterschiedlicher Immissions-

Tabelle 5 $FEV_{1.0}$-Abfall in ml jährlich der Männer zwischen 35 und 64 Jahre in Orten mit und ohne Immissionsbelastung

	Halle	Schwerin
Nichtraucher	0,040	0,037
Männer ohne Bronchitis	0,040	0,042
Männer mit chronischer Bronchitis	0,053	0,052
Raucher	0,055	0,051
ehemalige Raucher (länger als 6 Jahre)	0,048	0,040
ehemalige Raucher (weniger als 6 Jahre)	0,055	0,056

belastung Differenzen, die als Folge der Umweltbelastung angesehen werden. Bei Männern mit chronischer Bronchitis und starken Rauchern ist der $FEV_{1.0}$-Abfall um etwa 35% stärker. Am stärksten ist der $FEV_{1.0}$-Abfall bei den ehemaligen Rauchern, die erst in den letzten Jahren das Rauchen aufgegeben haben. Das wird verständlich, wenn man weiß, daß die meisten Personen dieser Gruppe (ehemalige Raucher) die stärkste Raucheranamnese haben und das Rauchen in den meisten Fällen aufgaben wegen auftretender Gesundheitsstörungen.

Eine wichtige Frage ist, ob der $FEV_{1.0}$-Abfall als Folge des Tabakrauchens reversibel ist bzw. die Veränderungen der Rauchgewohnheiten einen Einfluß auf die weitere Entwicklung der Lungenfunktion hat. Der $FEV_{1.0}$-Abfall war bei ehemaligen Rauchern (seit mehr als 6 Jahren) signifikant kleiner als bei den Rauchern, die innerhalb einer kürzeren Frist das Rauchen aufgaben. Etwa 3 Jahre nach Aufgabe des Rauchens hat sich der $FEV_{1.0}$-Abfall normalisiert, wenn nicht andere Schadfaktoren wirksam bleiben. Die Normalisierung des $FEV_{1.0}$-Abfalls erfolgt in Orten mit starker Immissionsbelastung langsamer.

Daraus folgert, die Aufgabe der Rauchgewohnheiten hat auch für die Betroffenen zwischen 50. und 60. Lebensjahr noch eine prognostische Bedeutung.

In Anbetracht der schwerwiegenden Auswirkungen des Tabakrauchens auf Gesundheit und Leistungsfähigkeit ergibt sich die Frage nach der Häufigkeit der Rauchgewohnheiten in unserer Bevölkerung.

Etwa 60% der Männer im Alter zwischen 35 und 64 Jahren sind Raucher. Der Anteil liegt in großen Städten etwas höher (64%) als in ländlichen Gebieten, Klein- und Mittelstädten (58%). Raucher sind in den jüngeren Altersklassen häufiger, zwischen dem 35. und dem 64. Lebensjahr geht der Anteil der Raucher um etwa 5% zurück. Etwa 5% der Männer beginnen noch nach dem 35. Lebensjahr mit Rauchen. Rund 10% der Raucher geben zwischen 35. und 64. Lebensjahr das Rauchen auf, so daß der Anteil der ehemaligen Raucher in diesen Altersklassen von 16% auf 25% ansteigt. Jeder 6. männliche Raucher zwischen dem 35. und 64. Lebensjahr gibt das Rauchen auf, zumeist wegen auftretender Gesundheitsstörungen.

Bei den Frauen gleicher Altersklassen beträgt der Anteil der Raucher etwa 20% (große Städte etwa 24%, ländliche Gebiete um 17%). Der Anteil der ehemaligen Raucher beträgt etwa 7%. Während der Anteil der ehemaligen Raucherinnen in allen Altersklassen gleich stark ist, sind Raucherinnen in den jüngeren Altersklassen häufiger, was als Ausdruck der auch bei den Frauen um sich greifenden Rauchgewohnheiten angesehen werden muß.

Der Raucherbeginn der jetzt 35- bis 64jährigen Männer liegt zwischen dem 16. und dem 20. Lebensjahr. Regelmäßig rauchten

unter 16 Jahre	9,1%
18 Jahre	37,1%
20 Jahre	64,9%
25 Jahre	89,2% aller Raucher.

Der Raucherbeginn hat sich in den letzten Jahren immer mehr in das Schulalter vorverlegt, außerdem rauchen die Mädchen fast so stark wie die Knaben. Von dieser Vorverlegung des Raucherbeginns sind zwei Auswirkungen zu erwarten

- Zunehmender Einfluß des Tabakrauchens auf den wachsenden Organismus
- Vorverlegung der Manifestation der durch Rauchen bedingten Erkrankungen in frühere Altersklassen.

Der durchschnittliche Tabakverbrauch der in unserer Studie kontrollierten Raucher betrug 15,0 g täglich. Dabei ergaben sich jedoch erhebliche Differenzierungen.

Tabelle 6 Täglicher Tabakkonsum

Männer (n = 4039) und Frauen (n = 607)	1–4 g	5–14 g	15–24 g	25–49 g	50 g
Männer	9,0	45,1	38,8	7,0	0,1
Frauen	25,2	62,4	11,9	0,5	0,0

Der durchschnittliche Tabakverbrauch der Männer liegt ganz erheblich über dem der Frauen. Nur 9% der Männer, aber 25% der Frauen sind sogenannte schwache Raucher, sie haben ein bedingtes Risiko der Erkrankung an chronischer Bronchitis, dieses Risiko wird relevant, sobald andere und für sich auch unterschwellige Schadfaktoren hinzutreten.

Von den männlichen Rauchern der Altersklassen 35–64 Jahre inhalieren nicht nur 17%, 40% der Raucher inhalieren, aber nicht tief und 43% inhalieren tief. Die Inhalationsgewohnheiten ändern sich mit dem Lebensalter. Während der Anteil der Männer, die nicht tief inhalieren, in allen Altersklassen gleich ist, nimmt die Zahl der „Nichtinhalierer" mit dem Alter um das Doppelte zu, der Anteil der „Tiefinhalierer" geht nach dem 50. Lebensjahr stark zurück. Von den weiblichen Rauchern inhalieren nicht 28%, nicht tief 46%, tiefes Inhalieren geben 26% an.

Die Inhalationsgewohnheiten stehen in einem engen Zusammenhang mit dem Rauchertyp. Der größte Anteil der Inhalierer findet sich bei den Zigarettenrauchern. Aber auch von der Gruppe der Pfeife/Zigarrenraucher geben nur 52% an, nicht zu inhalieren. Der Anstieg der Pfeife/Zigarrenraucher nach dem 50. Lebensjahr auf das Doppelte ist zum größeren Teil durch die „Umsteiger" bedingt, ehemalige Zigarettenraucher, die auch beim Pfeiferauchen ihre Inhalationsgewohnheiten beibehalten.

Im Zusammenhang mit den Veränderungen der Rauchgewohnheiten müssen auch die Gründe gesehen werden, die von den ehemaligen Rauchern für das

Aufgeben des Rauchens angegeben werden. 73% der ehemaligen Raucher gaben das Rauchen auf aus eigenem Entschluß, die meisten wegen des Auftretens von Gesundheitsstörungen. Die besonders nach dem 50. Lebensjahr einsetzenden Veränderungen des Rauchverhaltens sind unbewußte Ausweichreaktionen der Raucher auf die sich ankündigenden Gesundheitsstörungen. Rauchen sind am ehesten in ihrem Rauchverhalten zu beeinflussen, wenn dieses in Zusammenhang gebracht wird mit Fragen der eigenen Gesundheit.

Anbetracht der großen sozialmedizinischen Bedeutung der Rauchgewohnheiten unserer Bevölkerung ist die Praevention des Tabakschadens ein gemeinsames Anliegen von Internisten, Kardiologen, Onkologen und Pulmologen. Erforderlich ist eine gemeinsame Strategie im Rahmen einer nationalen Konzeption zur Verhütung und Bekämpfung des Tabakschadens. Ein Expertenkomitee der Weltgesundheitsorganisation kam zu der Schlußfolgerung, daß „durch Rauchen verursachte Krankheiten in entwickelten Ländern solche bedeutende Ursache von Arbeitsunfähigkeit und verfrühtem Tod sind, daß der Kampf gegen das Zigarettenrauchen mehr für den Schutz der Gesundheit und die Verlängerung des Lebens ausrichten kann als jede andere Einzelmaßnahme im Gesamtbereich der vorbeugenden Medizin."

Literatur

[1] Berzon, R., Herrmann, H., Grohs, A.: Die Häufigkeit von Ventilationsstörungen und ihre Beziehungen zur chronischen Bronchitis. Z. Erkrank. Atm.-Org. **147** (1977) 117–119.

[2] Herrmann, H.: Die Häufigkeit der chronischen Bronchitis. Z. Erkrank. Atm.-Org. **145** (1976) 14–25.

[3] Herrmann, H.: Chronische Atemwegserkrankungen. Z. Ges. Inn. Med. **34** (1979) 21–24.

[4] Herrmann, H.: Sozialmedizinische Aspekte bei Lungenkrankheiten. Tagungsbericht der 15. Tagung der Österreichischen Gesellschaft für Lungenkrankheiten und Tuberkulose. Wien 1980.

[5] Herrmann, H., Liehs, F.: Die Rauchgewohnheiten und ihr Einfluß auf die Entwicklung chronisch bronchipulmonaler Erkrankungen. Z. Erkrank. Atm.-Org. **148** (1977) 5–24.

[6] Kauffmann, F., Querleux: Evolution, E., Drouet, D., Lellouch, J., Brille, D. du vems en 12 aus et tabagisme chez 556 Fravailleurs de la région parisienne. Bull. europ. Physiopath. resp. **15** (1979) 723–737.

[7] Nationales Komitee für Gesundheitserziehung der DDR. Gutachten zum Tabakproblem. 1978.

[8] WHO. 31. World Health Assembly: Health Hazards of Smoking. WHA 31.56.

[9] WHO. Regional Office for Europe. Working Group on Early Detection of Chronic Lung Diseases. JCP/OND 002 Copenhagen 1980.

W. Briedigkeit

Tabakschäden — Probleme, Möglichkeiten und Wert ihrer Prophylaxe aus pädiatrisch-jugendärztlicher Sicht

Der Pädiater soll nach Czerny nicht nur Arzt, sondern auch ein Erzieher des Kindes sein, und um Erziehung geht es in erster Linie bei unserem Anliegen, allerdings nicht nur um die der Kinder, sondern zuerst um die der Eltern.

Ich möchte auf die Wiederholung bekannter Zahlen über die Steigerung des Zigarettenkonsums in unserem Lande verzichten. Es besteht auch Klarheit darüber, daß diese Zunahme im wesentlichen durch die Vorverlegung des Rauchbeginns in die Kindheit, d.h. in das frühe Schulalter, und durch den zunehmend höheren Anteil von Kindern und Jugendlichen unter den Rauchern bedingt ist. Mehr als die Hälfte der Schüler der 10. Klasse raucht bereits, d.h. in diesem Alter rauchen die 16jährigen Jungen wie die erwachsenen Männer und die Mädchen stärker als die erwachsenen Frauen. Der Rauchbeginn hat sich bis zum 8. Lebensjahr vorverlagert. Die statistischen Angaben differieren etwas voneinander in Abhängigkeit von der untersuchten Population und dem Befragungsmodus. Für die grundsätzliche Tatsache gibt es jedoch keine Zweifel: unsere Jugend raucht in unverantwortlich hohem Maße. Jedem, der mit offenen Augen an unseren Schulen vorbeigeht, drängt sich diese Erkenntnis auch ohne statistische Erhebungen auf.

Über Art und Ausmaß der Bedrohung unserer Jugend durch die Zigarette bestehen keine Unklarheiten. Die Jugendlichen nehmen sie zur Kenntnis, eine abschreckende Wirkung hat sie jedoch nicht. Die optimistische Lebenshaltung des jungen Menschen ist in der Regel nicht durch Hinweise auf ein erhöhtes Erkrankungsrisiko in späteren Jahrzehnten zu stören. Beeinträchtigungen der körperlichen Leistungsfähigkeit und geistigen Spannkraft, ein quantitativ faßbarer Abfall in den sportlichen und schulischen Leistungen, Beschwerden und Symptome von seiten der Lungen und des Magens, seltener des Herzens, wie wir sie schon bei jugendlichen Rauchern beobachten können, werden bagatellisiert, dissimuliert oder hinsichtlich ihrer Rauchätiologie ignoriert.

Eine direkte erzieherische Einflußnahme auf die Jugendlichen in puncto Rauchen ist im allgemeinen ineffektiv. Die jungen Leute begegnen ihr meist gleichgültig oder belustigt. Methoden der indirekten Suggestion erscheinen gelegentlich wirksamer, d.h. ablehnende oder abfällige Äußerungen über Rauchen und Raucher in Gegenwart des Jugendlichen, ohne daß dieser sich selbst als Adressat fühlt. Jüngere Schulkinder sind meist aufgeschlossener und zunächst ehrlich für das Nichtrauchen zu begeistern. Sie werfen jedoch fast alle ihre guten Vorsätze über Bord, wenn sie unter den Einfluß der Gruppe geraten, in der die Raucher den Ton angeben.

Obwohl beim ersten Rauchversuch die unangenehmen Eindrücke überwiegen, wird unter dem Zwang des Kollektivs weitergeraucht. Das Kind weiß, daß die erwachsene Umwelt sein Rauchen zumindest nicht gern sieht, kann sich jedoch auf zahlreiche rauchende Vorbilder im Erwachsenenkreis berufen. Ermahnungen von Rauchern zur Rauchabstinenz werden verständlicherweise nicht ernst genommen.

Die meisten Kinder wachsen in einer rauchenden Familie auf. Für sie gehören Tabakrauch und -geruch sowie alle mit dem Rauchen verbundenen Handlungen und Gegenstände zur gewohnten Umwelt. So wird das Rauchen als etwas Normales, ja angenehm Vertrautes empfunden. Dieses Gefühl muß die Einstellung des Heranwachsenden zum Rauchen in einer von uns unerwünschten Weise beeinflussen.

Im Krippen- und Kindergartenalter perzipiert das Kind neben den rauchenden Eltern zunächst unbewußt, später sehr bewußt die rauchenden Erzieher. Das Rauchen ist unter dem Personal der Kindereinrichtungen sehr verbreitet, und es vollzieht sich nicht immer außerhalb der Augen und Nasen der Schützlinge. Auch hier kommt der Vorbildwirkung große, in diesem Fall negative Bedeutung zu. Das gleiche Problem läßt sich auf die Schulen übertragen, obwohl sich das Kind im Schulalter zunehmend mehr auf das Verhalten der gleichaltrigen oder etwas älteren Gruppe orientiert und dadurch zum Rauchen veranlaßt wird.

Was soll man nun tun, um diesem Übel Einhalt zu gebieten? Guter Rat ist teuer, und ich kann Ihnen kein Patentrezept anbieten. Alle rauchenden Erwachsenen müßten von einem Tag zum andern mit völligem Selbstverständnis und ohne Ausdruck des Bedauerns zu Nichtrauchern werden. In kürzester Zeit wäre ein günstiger Einfluß auf das Rauchverhalten der Kinder und Jugendlichen zu erwarten. Sie wissen, daß ich hier ein illusionäres Bild zeichne.

Verbote sind völlig wirkungslos. Zeitaufwendige, häufig wiederholte Einzelgespräche im Rahmen ärztlicher Konsultationen haben in einem geringen Prozentsatz Erfolg, erfahrungsgemäß bei Jugendlichen jedoch seltener als bei Erwachsenen. Frau Dr. GOLDBERG in Schwedt empfiehlt u.a. die Übernahme von Patenschaften zur Gesundheitserziehung in Schulen durch Mitarbeiter des Gesundheitswesens.

Der Vorbildwirkung der Erwachsenen kommt eine Hauptbedeutung zu. Wenn Eltern und Erzieher das Rauchen schon nicht lassen können, sollten sie es wenigstens nicht vor den Augen der Kinder tun! Neben dem schlechten Vorbild steht die mögliche Schädigung des Kindes durch das Passivrauchen. Nicht selten erlebt es der Kinderarzt bei Hausbesuchen eines kranken, auch bronchitiskranken Kindes, daß die Familie hemmungslos im Krankenzimmer raucht und auf entsprechende Vorhaltungen verständnislos oder oppositionell reagiert.

Leider ist in kurzer Zeit keine wesentliche Änderung der Situation zu erwarten. Eine Chance, dem Problem über eine längere Frist beizukommen, sehe ich in einer Gesundheitserziehung „ab ovo“: Die emotionell besonders ansprechbare Zeit der Erstschwangerschaft sollte man für eine möglichst intensive Gesundheitserziehung nutzen. Den zukünftigen Eltern muß gesagt werden, daß der Arzt das Kind durch Impfungen vor Masern, Keuchhusten, Kinderlähmung, Wundstarrkrampf usw. schützen kann, daß es aber vor allem Aufgabe und Verpflichtung der Eltern ist, das Kind vor den Gefahren des Rauchens, der Überernährung usw. zu bewahren. Die Vorbereitungskurse für werdende Mütter sind für eine solche Agitation bevorzugt geeignet. Das Kind soll in eine mit Selbstverständnis nichtrauchende Umgebung hineingeboren werden und in dieser aufwachsen. Es wird daraus die richtigen Schlußfolgerungen ziehen.

Der Staat kann durch vielfältige administrative Maßnahmen helfen. Er muß das Nichtrauchen zu gesellschaftlichen Norm erklären und die Nichtraucher und die Kinder vor der Rücksichtslosigkeit der Raucher schützen. Dem Argument der Raucher, daß Tabakwaren wie Obst und Milch verkauft werden und deshalb in logischer Konsequenz nicht schädlich sein können, muß durch eine unmißverständliche Schadstoffdeklaration auf den Packungen entgegengewirkt werden. Diese und andere das Rauchen betreffende Widersprüche zur vorbildlichen Gesundheitspolitik unseres Staates müssen verschwinden.

Soll es uns trösten oder beschämen, wenn Hufeland bereits vor 200 Jahren seine Enttäuschung über die Passivität der zuständigen staatlichen Organe im Umgang mit den Tabakwaren äußert? Ich zitiere aus Hufelands „Makrobiotik oder die Kunst, das menschliche Leben zu verlängern“, erschienen 1795: „Es ist mir unbegreiflich, daß die Gesundheitspolizeien, die alle Konsumtibilien so genau beobachten, diese jetzt so wichtige Klasse derselben nicht genauer untersuchen, denn es ist doch wohl am Ende einerlei, ob ein Mensch durch Verschlucken oder durch Rauchen und Schnupfen vergiftet wird“.

Diesen Worten unseres großen Kollegen ist nichts Besseres hinzuzufügen. Wir alle und die zuständigen staatlichen Stellen sollten danach handeln.

F.-W. Oeken und I. Görisch

Gesundheitsschäden durch Rauchen — Möglichkeiten einer Praevention aus der Sicht des HNO-Faches

Erkrankungen im HNO-Bereich, die maßgeblich durch die Einwirkung von Tabakrauch unterstützt, möglicherweise auch verursacht werden, sind besonders im Pharynx und Larynx lokalisiert. Im Vordergrund stehen chronische Entzündungen und Malignome, wobei noch nicht erwiesen ist, ob eventuell chronische Entzündungen durch den zusätzlichen Einfluß von Tabakrauch in ein malignes Krankheitsgeschehen übergehen können.

Während das Lippenmalignom besonders bei Pfeifenrauchern auftritt, ist das Rauchen von Zigaretten in der Anamnese meist bei Patienten mit Pharynx- und Larynxmalignomen nachweisbar. Da das Larynxmalignom das häufigste Malignom in der HNO-Heilkunde ist, stehen in der Literatur Untersuchungen über das Larynxmalignom im Vordergrund [2, 8, 9, 10, 13, 20]. Auch in der DDR ist das Larynxkarzinom die häufigste maligne Erkrankung im HNO-Bereich, in der Gesamtstatistik bösartiger Tumoren steht es beim männlichen Geschlecht an 10. Stelle.

Während andere exogene Schadstoffe, besonders Inhalationsstoffe, nur in Einzelfällen als mögliche Ursache in Betracht kommen, ist der Einfluß von Tabakrauch bei einer großen Anzahl der Erkrankten nachweisbar. Auch die Tatsache, daß besonders Männer an einem Larynxmalignom erkranken, muß in Zusammenhang mit Rauchen und einer über 20jährigen Entwicklungszeit eines Malignoms gesehen werden. 1954 fand Wallner [19] unter 100 Patienten mit Larynxmalignomen 97 starke Raucher, 1955 Blümlein [3] bei 442 Larynxmalignomen 99,5%, Carfagni u.a. [4] 1963 bei 535 Patienten 82%, Kulczynski u.a. [7] bei 896 Patienten 97,3%, Wynder u.a. [21] 1976 bei 258 Patienten 76,4%, Verzhbitzky [17] 1979 bei 1005 Patienten 99% Raucher.

In patho-histologischen Untersuchungen wiesen Wallner [18], Zechner [22], Michailow und Raitschew [12], Auerbach u.a. [1] bei Rauchern verstärkt chronisch hyperplastische Laryngitiden mit Plattenepithelmetaplasien und atypischen Zellen nach. Es wurde deshalb vor etwa 30 Jahren der Begriff „Raucherkehlkopf", besonders durch Meyerson [11], Wallner [18], Ryan u.a. [14] für chronisch hyperplastische Laryngitiden eingeführt. Von den Autoren wird aber betont, daß derartige Schleimhautveränderungen reversibel sind, jedoch bei Fortbestehen des Tabakeinflusses auf die Schleimhaut eine Entartung bzw. eine Malignomentstehung möglich ist.

Benigne Kehlkopferkrankungen treten bei Rauchern deutlich häufiger auf als bei Nichtrauchern. Das geht auch aus Untersuchungen von ZECHNER [22], KUBO u.a. [6], TORIYA u.a. [16], SPALAJKOVIĆ [15], DUCHON u.a. [5] hervor. Auch an unserer Einrichtung erfolgte eine direkte Befragung von 616 Patienten mit Kehlkopferkrankungen. Von 347 Patienten mit benignen Krankheiten rauchten 76,37%, von 269 Patienten mit malignen Erkrankungen rauchten 90,7%. Bevorzugt wurden Filterzigaretten, deren Rauch meistens inhaliert wurde. Der Tabakverbrauch und die Dauer des Rauchens lag bei Patienten mit Malignomen signifikant höher als bei Patienten mit benignen Kehlkopferkrankungen (Tab. 1, Abb. 1, 2). Unter den Patienten mit Laryngitis chronica waren Nichtraucher signifikant seltener als unter den Patienten mit Stimmlippenpolypen (Tab. 2). Bei den 269 Patienten mit Malignomen stand bei 20% in der Anamnese eine chronische Laryngitis. Auch hier ist möglich, daß sich durch den Einfluß des Rauchens ein Karzinom bildet. Geht man davon aus, daß durch Tabak Gefäßschäden besonders in den Endgefäßen eintreten, so ist letztlich noch ungeklärt, ob die Entstehung von HNO-Erkrankungen, die durch eine verminderte bzw. fehlende Durchblutung bedingt sind, maßgeblich durch den Tabakrauch mit verursacht wird. Das könnte z.B. für Geruchs- und Geschmacksstörungen zutreffen. Hierüber liegen bisher keine Untersuchungen vor. Auch eine Innenohrschwerhörigkeit könnte möglicherweise über eine Gefäßschädigung durch Tabakrauch mit verursacht sein. In der Hals-Nasen-Ohrenklinik der KMU Leipzig laufen z.Z. entsprechende klinische Untersuchungen, die bisher an einer allerdings erst begrenzten Zahl von Patienten folgendes Ergebnis haben: Unter 485 Patienten mit Innenohrschwerhörigkeiten waren 169 mit starken Rauchgewohnheiten (Tabakverbrauch 100000 bis 200000 g bzw. über 200000 g), bei denen ansonsten keine andere Ursache für die Schwerhörigkeit gefunden werden konnte (Lärm, toxi-

Tabelle 1 Tabakverbrauch bei Patienten mit Kehlkopferkrankungen der HNO-Klinik der KMU Leipzig

	Zahl der Patienten	Nicht-raucher	Tabakverbrauch in Gramm unter 100000	100–200000	über 200000
Benigne Kehlkopf-erkrankungen	347	82	84	100	81
Maligne Kehlkopf-erkrankungen	269	25	24	102	118
Gesamtzahl	616	107	108	202	199

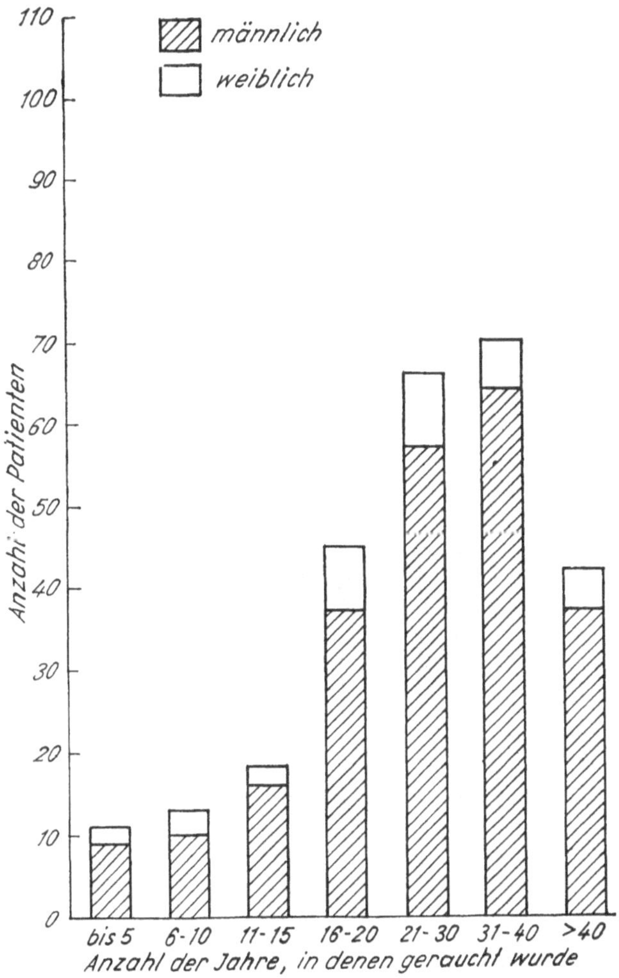

Abb. 1 Dauer des Rauchens von Patienten mit benignen Kehlkopferkrankungen der HNO-Klinik der KMU Leipzig

sche Schäden, Hypertonie, Diabetes usw.). Die durchschnittliche Hörkurve lag bei diesen Patienten in den hohen Frequenzen (4,6 und 8 kHz) (Abb. 3) etwa 40 dB unter der Altersnorm. Nach unseren Erfahrungen ist damit eine ungünstige Einwirkung starken Rauchens auch auf das Hörorgan anzunehmen.

Nach der Frage, was prophylaktisch zu tun ist, wäre aus unserer Sicht ein generelles Verbot des Rauchens aus gesundheitlichen und letztlich auch volkswirtschaftlichen Gründen zu begrüßen. Auf alle Fälle muß aber, insbesondere

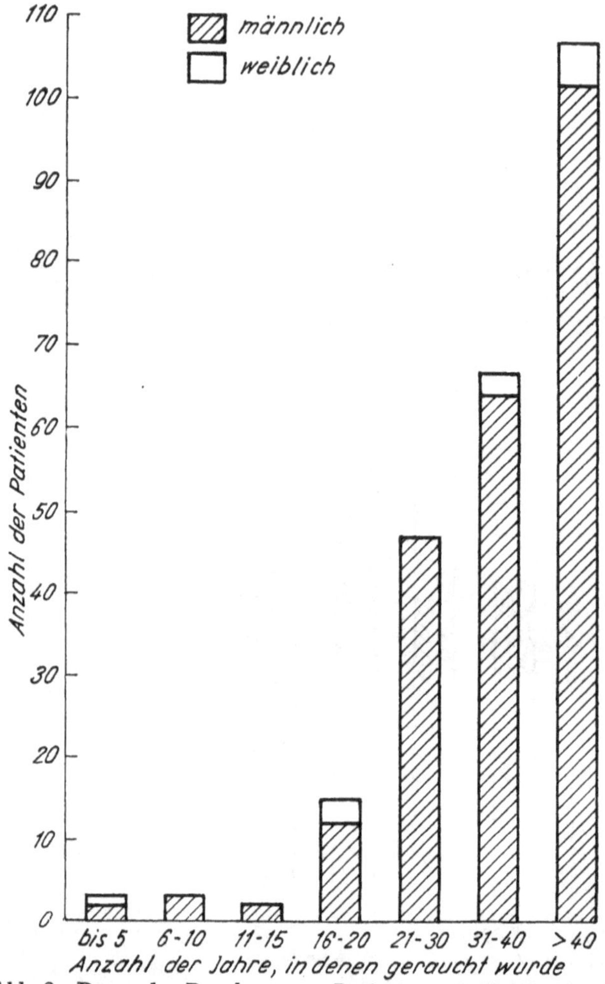

Abb. 2 Dauer des Rauchens von Patienten mit Kehlkopfmalignomen der HNO-Klinik der KMU Leipzig

Tabelle 2 Tabakverbrauch bei verschiedenen benignen Kehlkopferkrankungen von Patienten der HNO-Klinik der KMU Leipzig

Diagnose	Gesamtzahl der Patienten	Nicht-raucher	Tabakverbrauch in Gramm unter 100000	100–200000	über 200000
Laryngitis chronica	201	34	45	65	57
Papillom	6	3	2	–	1
Polyp	140	45	37	35	23
Gesamtzahl	347	82	84	100	81

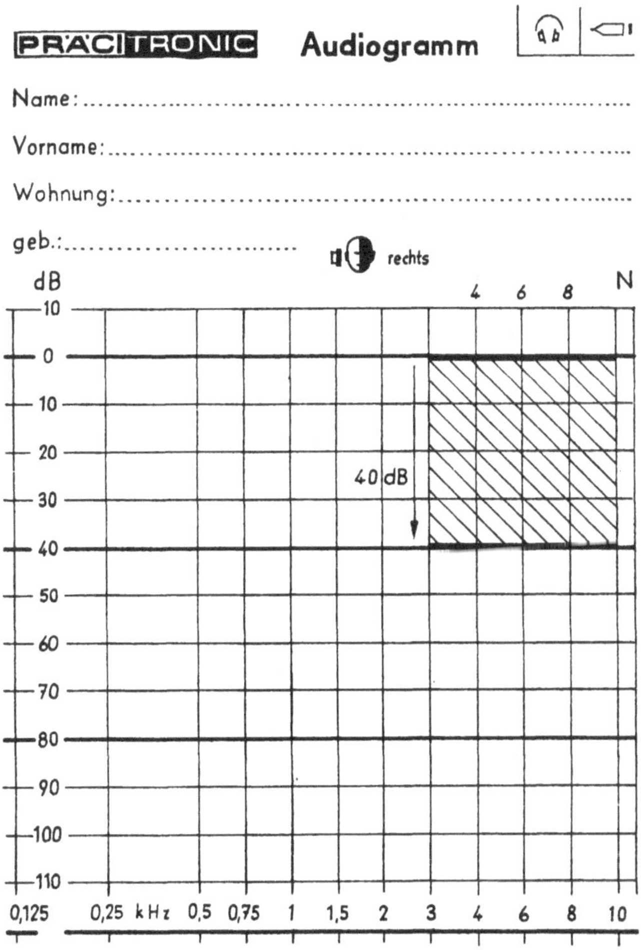

Abb. 3 Hörverlust bei Patienten mit Innenohrschwerhörigkeit, die stark rauchten

bei Patienten mit chronischen Entzündungen des Pharynx und Larynx, auf ein absolutes Rauchverbot geachtet werden. Der Vorstand der Gesellschaft für ORL unterstützt den Kampf gegen das Rauchen. Durch Vorbildwirkung sollen die Patienten beeinflußt werden, nicht mehr zu rauchen. Die Mitglieder des Vorstandes rauchen nicht mehr, und auch in den größeren Kliniken besteht ein Rauchverbot.

Literatur

[1] Auerbach, O., Hammond, E. C., Garfinkel, L.: Histologic changes in the larynx in relation to smoking habits. Cancer **25** (1970) 92–104.

[2] Beckmann, C.: Akute und chronische Entzündungen des Kehlkopfes. In: Berendes, J., Link, R., Zöllner, F.: Hals-Nieren-Ohren-Heilkunde 1. Aufl. Bd. II/Teil 2 Thieme, Stuttgart 1963.

[3] Blümlein, H.: Zur kausalen Pathogenese des Larynxkarzinoms unter Berücksichtigung des Tabakrauchens. Arch. Hyg. **139** (1955) 349–404.

[4] Carfagni, G., Celestino, D.: Su alcuni aspetti della correlazione tra fumo di tabacco e cancro della laringe. Valsalva **39** (1963) 173–181.

[5] Duchon, J., Czigner, J., Pupp, L.: Stimmbandpachydermie und das Rauchen. Z. Laryng. Rhinol. **51** (1972) 253–257.

[6] Kubo, R., Ohno, M.: Über den Einfluß des Rauchens auf die Entstehung des Kehlkopfpolypen. Otol. Fukuoka **17** (1971) 122–125, ref. ZB **104** S. 296.

[7] Kulczynski, B., Skonieczny, J.: Zusammenhang zwischen Kehlkopfkarzinom und Rauchen. Otolaryng. pol. **27** (1973) 173–177.

[8] Kup, W.: Arbeitsbedingte Schäden an Kehlkopf und Luftröhre. In: Dieroff, H. G., Kup, W., Oeken, F.-W., Wilke, J.: Hals-, Nasen-, Ohrenheilkunde und Arbeitsmedizin. Verlag Volk und Gesundheit, Berlin 1979, S. 159.

[9] Leicher, H.: Bösartige Geschwülste des Kehlkopfes und Hypopharynx. In: Berendes, J., Link, R., Zöllner, F.: Hals-Nasen-Ohrenheilkunde Bd. II/Teil 2, Thieme, Stuttgart 1963, S. 959–978.

[10] Leicher, H.: Zur Entstehung bösartiger Geschwülste der oberen Luft- und Speisewege und des Ohres. J. Laryng. & Rhinol. **58** (1979) 881–910.

[11] Meyerson, M. C.: Smoker's larynx a clinical pathological entity. Arch. Otolaryngol. **53** (1951) 346–347.

[12] Michailow, W., Raitschew, P.: Veränderungen der Kehlkopfschleimhaut unter Einwirkung des Tabakrauchens. Strahlentherapie **105** (1958) 39–45.

[13] Nessel, E.: Zur Frage des Berufskrebes in Nase, Mund, Rachen und Kehlkopf. Arb.-Med., Soz.-Med., Arb.-Hyg. **2** (1967) 273–275.

[14] Ryan, R. F., McDonald, J. R., Kenneth, D.: The pathological effects of smoking on the larynx. Arch. Path. **60** (1955) 472–480.

[15] Spalajković, M.: Le tabac, facteur étiologique auxiliaire du cancer du larynx et de l'hypopharynx. J. franc. ORL **25** (1975) 51–55.

[16] Toriya, Y., Nagai, M., Nakashina, T., Hirito, I.: A statistical study of polyposis lesions of the vocal fold relating to cigarette smoking. Otol. Fukuoka **25** (1979) 448–452, ref. ZB **122** S. 85.

[17] Verzhbitzky, G. V.: Einige Fragen zur Epidemiologie des Kehlkopfcarcinoms. Z. usn. nos. gorlov. Boleszn. **1** (1979) 16–19.

[18] Wallner, L. J.: Smoker's larynx. Laryngoscope **64** (1954) 259–270.

[19] Wallner, L. J.: The effects of smoking on the upper respiratory tract. Ann. Otol., Rhinol. & Laryngol. **66** (1957) 1186–1192.

[20] Wilke, J.: Arbeitsbedingte Malignome im HNO-Gebiet. In: Dieroff, H.-G., Kup, W., Oeken, F.-W., Wilke, J.: Hals-, Nasen-, Ohrenheilkunde und Arbeitsmedizin. Volk und Gesundheit, Berlin 1979, S. 185–216.

[21] Wynder, E. L., Covey, L. S., Mabuchi, K., Mushinski, M.: Environmental factors in cancer of the larynx. Cancer **38** (1976) 1591–1601.

[22] Zechner, G.: Zum Problem des Raucherkehlkopfs. Acta oto-laryngol. Suppl. **224** (1967) 521–530.

G. Wolff

Tabakschäden — Möglichkeiten und Wert ihrer Prophylaxe aus gastroenterologischer Sicht

Der Kampf gegen das Rauchen erhält seine Berechtigung in erster Linie dadurch, daß das Rauchen maßgeblich an der Entstehung des Lungenkrebses und des Herzinfarktes beteiligt ist. Aber Tabakschäden spielen auch bei gastroenterologischen Krankheiten eine Rolle. Wir wollen im folgenden die gastroenterologischen Krankheiten zusammenstellen, für deren Entstehung das Tabakrauchen bedeutsam ist, also die Tatsachen aufzählen, die dem Arzt für eine logische Argumentation gegen das Rauchen zur Verfügung stehen. Anschließend wollen wir die Möglichkeiten untersuchen, die sich für den Arzt aus gastroenterologischer Sicht ergeben, seine Patienten zum Aufgeben des Rauchens zu veranlassen.

Wir werden fast ausschließlich über Magenkrankheiten zu sprechen haben. Am wichtigsten erachten wir den Magenkrebs, die häufigste Krebsform im Magen-Darm-Trakt, die auch heute noch kaum heilbar ist. Aber praktisch ebenso wichtig sind die funktionellen Magenbeschwerden, weil sie in der ambulanten Versorgung so sehr häufig sind und durch eine hohe Zahl von Arbeitsausfallstagen belastet sind.

Magenkrebs. Im Gefüge der multifaktoriellen endogenen und exogenen Ursachen des Magenkrebses findet sich auch das Rauchen. Dies wissen wir aus epidemiologischen Studien. Unter den Magenkrebskranken finden sich mehr Raucher als in der Vergleichsbevölkerung. Es gibt allerdings Widersprüche in den diesbezüglichen, aus anderen Ländern mitgeteilten Ergebnissen [22]. Wir gehen deshalb sicher nicht fehl, wenn wir uns auf eine Studie stützen, die 1971–74 in Berlin durchgeführt wurde. Sie beruht auf der Befragung von 257 Magenkrebskranken an der Robert-Rößle-Klinik und über 700 Kontrollpersonen [2]. Die Magenkrebskranken hatten sowohl im Durchschnitt eine größere Tabakmenge konsumiert als auch durchschnittlich mehr Rauchjahre aufzuweisen als die Kontrollpersonen (Tab. 1). Für diese Befunde gibt es eine plausible Erklärung. Vom Raucher wird der kanzerogene Rauch zwar inhaliert und gelangt in die Lunge, aber ein Teil des Rauches scheidet sich auch vorher bereits auf der Oberfläche des Mundes und Rachens ab, gelangt in den Speichel und wird mit diesem in den Magen geschluckt. Im Magen dringen die Kanzerogene in die Mukosa ein und entfalten hier ihre Wirkung. Diese Überlegungen

Tabelle 1 Magenkrebs und Rauchen

	Magenkrebs	Kontrollen	Signifikanz
Rauchjahre	26	22	ja
Tabakmenge	++	+	ja
Raucher (%)	64	55	nein
Tabakart: (%)			
Zigaretten, inhalierend	31	32	nein
Zigaretten, nicht inhalier.	7	8	nein
Pfeife	1	1	nein
Zigarre	12	7	ja
gemischt	13	6	ja

werden durch die Beobachtung gestützt, daß sich unter den Magenkrebskranken besonders viele Zigarrenraucher (und solche Raucher, die Zigarren und Zigaretten rauchen) befinden, ja nach den Werten der Tabelle 1 kann man geradezu sagen, daß es das Zigarrenrauchen sein muß, das an der Magenkrebsentstehung beteiligt ist. Die Zigarrenraucher inhalieren – im Gegensatz zum Zigarettenraucher – wenig oder gar nicht. Bei ihnen gelangt also sehr viel mehr Kondensat in den Speichel und damit auch in den Magen.

Die Passage des Rauchkondensates durch die Speiseröhre, die von dem sonst widerstandsfähigen Plattenepithel ausgekleidet wird, hinterläßt auch Spuren, indem sie zur Krebsentstehung in diesem Organ beiträgt, wie durch epidemiologische Untersuchungen festgestellt wurde [5].

Folgt man in Gedanken dem Magen-Darm-Trakt weiter, so spielt das Rauchen keine Rolle mehr in der Ätiologie des Krebses: im Dünndarm ist das Karzinom eine Rarität und im Dickdarm hat das Rauchen für die Krebsentstehung keine Bedeutung. Unter den Kolon- und Rektumkarzinomträgern findet sich keine Anhäufung von Rauchern [6].

Ulcus pepticum. Epidemiologische Studien, sowohl retrospektiver, aber auch prospektiver Art, weisen den Zusammenhang zwischen Rauchen und der Ulkusentstehung aus [18, 8, 9, 10, 4, 7], auch wenn Ulcus ventriculi [17] und Ulcus duodeni getrennt [1, 17, 16] untersucht wurden. Je mehr Zigaretten geraucht wurden, desto häufiger trat ein Ulkus auf; Pfeifenrauchen war ohne Effekt [3]. Dem widersprechende Befunde wurden nur vereinzelt publiziert (Pfeiffer u. M. 1973 – Ulcus pepticum [11] Würsch u. M. 1978 – Ulcus duodeni [24]), so scheint beispielsweise die Rezidivrate beim Ulcus ventriculi nicht durch das Rauchen beeinflußt zu werden [12, 14]. Erwähnenswert finden wir die Tatsache, daß es besonders das spät, d. h. jenseits des 30. Lebensjahres auftretende und mit einer höheren Letalität belastete Ulcus duodeni ist, das bei Rauchern auftritt [16].

In einer Studie, die wir in Berlin an ambulant behandelten Magengeschwürskranken durchgeführt haben, fanden wir unter den Patienten mehr Raucher als unter den Kontrollpersonen, die noch nie magenkrank waren (Tab. 2) (Wolff unveröff.). Wir haben darüberhinaus die Kranken nach dem Sitz ihres Magengeschwüres differenziert: saß es im Antrum, so war der Anteil der Raucher am größten; war es im Korpus lokalisiert, so fand sich ein geringerer Anteil an Rauchern, aber noch höher als in der Kontrollgruppe (Tab. 2). Dieses überzufällige Zusammentreffen von Rauchen und Ulcus pepticum sagt aber noch nichts über die kausalen Wirkungen des Rauchens und besonders des Nikotins – beim Ulkus wird besonders das Nikotin betrachtet – aus. Obwohl die Wirkung des Nikotins auf den Magen, seine Durchblutung, seine Motorik und die Säurebildung recht gut untersucht ist [15], wird die direkte ulzerogene Wirkung des Nikotins doch bezweifelt [1]. Allenfalls die Hemmung der Bikarbonatabgabe des Pankreas könnte pathogenetisch für die Entstehung des Zwölffingerdarmgeschwüres eine Rolle spielen [23]. Durch diese Hemmung kann im Bulbus duodeni die aus dem Magen abgegebene Säure nicht ordnungsgemäß neutralisiert werden, und die Säure kann die Mukosa des Bulbus angreifen. Aber unabhängig davon, wie das Nikotin wirken mag, erkrankt der Raucher doch gehäuft am Ulcus pepticum.

Da bietet sich noch eine weitere Erklärungsmöglichkeit für den beobachteten statistischen Zusammenhang zwischen Rauchen und Ulcus pepticum an. Diese kann in der Persönlichkeitsstruktur des Ulkuskranken zu suchen sein (gehäuft neurotisch, wenig extrovertiert) [13]. So, wie der sensible, nervöse, vielfältigen Stress-Situationen ausgesetzte Mensch mit der Ulkus-Bildung auf den Stress reagiert, so greift er – schon lange zuvor – zum Abreagieren seiner inneren Spannungen zur Zigarette [18].

Eine weitere Beobachtung unterstreicht jedoch die Schädlichkeit des Rauchens für den Magen: Wenn Kranke mit einem Ulcus ventriculi das Rauchen einstellen, so heilt ihr Geschwür schneller ab. Dies wurde in einem kontrol-

Tabelle 2 Magengeschwür und Rauchen
(Die Differenzen zwischen allen angeführten Zahlen sind signifikant ($p < 5\%$) mit Ausnahme der Differenzen der Indizes für die Tabakmenge bei Sitz des Ulkus in Korpus oder Antrum zu Ulkus ohne Untergliederung nach dem Sitz)

	Ulcus ventriculi (ohne Untergliederung)	Korpus	Antrum	Kontrollen
Rauchjahre	29	28	34	22
Tabakmenge (Index)	6,8	6,5	6,9	4,4
Raucher (%)	82			55

lierten klinischen Versuch im Vergleich mit einer Kontrollgruppe, die weiterrauchte, statistisch bewiesen [2]. Dies erhellt, daß das Rauchen wohl doch einen direkten Einfluß auf den Magen ausübt.

Zu den häufigsten Erkrankungen des Magen-Darm-Traktes zählen die funktionellen Magenbeschwerden, die sogenannte funktionelle *Dyspepsie*. Bei der rezidivierenden funktionellen Dyspepsie (auch fälschlich als chronische Gastritis bezeichnet) sind uns keine Untersuchungen bekannt, die Angaben über die Rauchgewohnheiten dieser Kranken machen. Da aber Raucher überhaupt häufiger magenkrank werden [19], [21] und die funktionelle Dyspepsie die häufigste Magenkrankheit ist, dürfte hier der Zusammenhang gegeben sein, was ja auch der allgemeinen klinischen Erfahrung entspricht.

Rauchen scheint auch die Entstehung der echten, d.h. histologisch belegten, chronischen Gastritis zu fördern [20].

Aus der schon mehrmals angeführten epidemiologischen Studie an der Berliner Bevölkerung geht auch hervor, daß Raucher früher als Nichtraucher ihre Zähne verlieren und Zahnersatz tragen [20].

Aus der gleichen Studie ergibt sich weiterhin, daß für einige Krankheiten mit Sicherheit keine Beziehungen zum Rauchen bestehen, da sich negative Korrelationen statistisch sichern ließen. Es handelt sich um die Cholezystopathie (für die ihre höhere Morbidität beim weiblichen Geschlecht bekannt ist und man sie deshalb auch beim Raucher gar nicht gehäuft erwarten würde), um die Obstipation sowie um die Unverträglichkeit bestimmter Speisen, d.h. der Raucher hat im Durchschnitt einen stabileren Magen als der Nichtraucher und kann unsere landesübliche Ernährung besser vertragen.

Für weitere wichtige gastroenterologische Erkrankungen, wie die Pankreatitis, die chronischen Leberkrankheiten einschließlich der Zirrhose wird nichts über die Beteiligung des Tabakrauches in der Ätiologie vermutet oder in der Literatur erwähnt.

Haben wir uns bisher mit der Rolle des Rauchens bei der Entstehung von Krankheiten befaßt, so wollen wir uns jetzt noch der *Klinik* zuwenden und die Möglichkeiten besprechen, die der Arzt besitzt, dahingehend auf den Kranken einzuwirken, das Rauchen aufzugeben.

Zur Behandlung jeder Magenkrankheit gehört es, dem Kranken das Rauchen zu untersagen. Dieser Ratschlag wird vom Kranken in der Regel auch befolgt, zumal die meisten Patienten mit einem Ulkus oder heftigen funktionellen Beschwerden von sich aus wegen der Magenschmerzen und des allgemeinen Krankheitsgefühles das Rauchen einstellen. Nach unseren Erfahrungen greifen die Magenkranken aber bald wieder zur Zigarette, sobald die akute Attacke vorüber ist. Leidet der Kranke an immer wiederkehrenden Schmerzepisoden (Frühjahr und Herbst), ist er leichter den ärztlichen Ratschlägen zum Einstellen des Rauchens zugänglich. Die eigene Erfahrung des Kranken unterstützt also die Argumentation des Arztes (und der Ehefrau). Nicht so wenige chronisch Magenkranke geben das Rauchen auf, aber exakte Angaben dazu können wir nicht vorlegen. Besonders bei den Patienten mit Magenkrankheiten sollte die ärztliche Überzeugungskunst eingesetzt werden, weil bei ihnen die Aussicht auf Erfolg am größten ist.

Literatur

[1] Demling, L., Rösch, W.: Peptisches Ulkus. In: Demling, L.: Magen des Handbuches der Inneren Medizin, Herausgegeben von H. Schwiegk, Springer-Verlag Berlin, Heidelberg, New York 1974, Bd. III/2.

[2] Doll, R., Hill, I. D., Underwood, D. J.: Clinical trial of a terpenoid liquorice compound in gastric and duodenal ulcer. Lancet (1962) 793.

[3] Edwards, F., Mckeown, Whitefield, Lancet I (1959) 196.

[4] Friedman, G. D., Siegelaub, A. B., Seltzer, C. C.: Cigarettes, alcohol, coffee, and peptic ulcer. New Engl. J. Med. **290** (1974) 469.

[5] Gülzow, M., Kuntzen, H., Arendt, R.: Ösophaguserkrankungen. In: Gastroenterologie. Herausgegeben von M. Gülzow, K. Koelsch und H. Kuntzen, Fischer-Verlag Jena, 1974.

[6] Hill, M. J.: The etiology of colonic cancer. Intern. Acad. Pathol. Monographs, The Gastrointestinal Tract, Williams and Wilkins Cie., 1977, Baltimore.

[7] Jorgensen, T. G., Gyntelber, F.: Occurence of peptic ulcer disease in Copenhagen males age 40–59. Danish Med. Bull. **23** (1976) 23.

[8] Monson, R. R.: Cigarette smoking and peptic ulcer. Gastroenterol. **58** (1970) 337.

[9] Paffenbarger, R. S., Wing, A. L., Hyde, R. T.: Coffee, cigarettes and peptic ulcer. New Engl. J. Med. **290** (1974) 1091.

[10] Paffenbarger, R. S., Wing, A. L., Hyde, R. T.: Chronic disease in former college students. XIII. Peptic ulcer. Americ. J. Epidemiol. **100** (1974) 307.

[11] Pfeiffer, C. J., Fodor, J., Geizerova, H.: An epidemiological study of the relationships of peptic ulcer disease in 50–54 year old, urban males. J. chron. diseases **26** (1973) 291.

[12] Piper, D. W., Graig, M., Coupland, G. A. E.: Factors relevant to the prognosis of chronic gastric ulcer. Gut **16** (1975) 714.

[13] Piper, D. W., Graig, M., Thomas, J.: Personality pattern of patients with chronic gastric ulcer. Gastroenterology **73** (1977) 444.

[14] Piper, D. W., Shinners, Graig, M.: Effect of ulcer healing on the prognosis of chronic gastric ulcer. Gut **19** (1978) 419.

[15] Sewing, K-Fr.: Pharmakologie der Magensekretion und Magenmotorik. In: H. Schwiegk (Hsg.), Handbuch der Inneren Medizin, Springer-Verlag, Berlin-Heidelberg-New York, 1974, Bd. III/2.

[16] Shin Kum Lam, Ong, G. B.: Duodenal ulcers: early and late onset. Gut **17** (1976) 169.

[17] Smoking and Health: Report of the Advisory Committee to the Surgeon General of the Public Health Service. Public Health Service Publication No. 1103, Washington D.C., 1964 (Terry-Report).

[18] Susser, M.: Causes of peptic ulcer. J. chron. Dis. **20** (1967) 435.

[19] Wolff, G.: Zur Epidemiologie einiger nicht-infektiöser gastroenterologischer Erkrankungen. Dtsch. Zschr. Verdauungs- u. Stoffw. **30** (1970) 237.

[20] Wolff, G.: Chronische Gastritis. J. A. Barth-Verlag, Leipzig, 1974.

[21] Wolff, G., Läuter, J.: Statistische Beziehungen zwischen epidemiologischen Daten. Zschr. ges. Hygiene **17** (1971) 127.

[22] Wolff, G., Läuter, J.: Zur Epidemiologie des Magenkrebses. Arch. Geschwulstforschung, **46** (1976) 1.

[23] Wormsley, K. G.: Smoking and duodenal ulcer. Gastroenterology **75** (1978) 139.

[24] Würsch, T. G., Hess, H., Walser, R., Kölz, H. R., Blum, A. L.: Die Epidemiologie des Ulcus duodeni. Dtsch. Med. Wschr. **103** (1978) 613.

K. Ebeling und D. Johannsmeyer

Tabakschäden – Probleme, Möglichkeiten und Wert ihrer Prophylaxe aus gynäkologischer Sicht

Die schädigenden Auswirkungen des Tabakrauchens auf den menschlichen Organismus sind hinreichend bekannt und vielfach dargestellt worden [12]. Der in vielen Ländern beobachtete ansteigende Trend in den Rauchgewohnheiten der Frauen, vor allem auch die Verlagerung des Rauchbeginns in das jüngere Lebensalter, haben neben den für beide Geschlechter gleichen Folgen auch einige für das weibliche Geschlecht spezifische Probleme mit sich gebracht, deren Zusammenhang mit dem Rauchen hinreichend gesichert erscheint und deren Lösung ein entsprechendes Engagement erfordert.

Im Fachgebiet Gynäkologie und Geburtshilfe spielen Untersuchungen der Auswirkung schädigender Noxen auf den weiblichen Organismus und daraus abzuleitende Bemühungen um den Gesundheitsschutz der Frau in seiner Gesamtheit eine wesentliche Rolle. Wenn im folgenden zwei für die Frauenheilkunde spezifische Probleme – der Einfluß des Rauchens auf die Schwangerschaft und das Neugeborene sowie die Gefahren der Einnahme oraler Kontrazeptiva bei Raucherinnen – ausführlicher dargestellt werden, so folgt dies der Diktion dieses Symposiums, die Schädlichkeit des Rauchens an den für verschiedene Fachgebiete typischen Folgen darzustellen, sollte aber nicht darüber hinwegtäuschen, daß die Lösung des Problems nicht allein den Bemühungen einzelner Fachgebiete obliegen kann, sondern eine prinzipielle Aufgabe der prophylaktischen Medizin darstellt.

Über die Rauchgewohnheiten der weiblichen Bevölkerung in der DDR liegen verschiedene Angaben vor [9, 13, 26]. In der Abbildung 1 werden Zahlen aus einer Erhebung von Estel und Kadner [9] aus dem Jahre 1978 demonstriert, weil sie auch Aufschluß über das Verhalten in der Schwangerschaft geben. Danach rauchen vor der Schwangerschaft rund 28% aller Frauen in den betroffenen Altersgruppen. Immerhin sehen 11% die Schwangerschaft nicht als hinreichenden Grund für eine Unterbrechung dieser Gewohnheit an. In anderen Untersuchungen waren es sogar 16 bzw. 19% der befragten Schwangeren [8, 26]. In Großbritannien wurde der Anteil der rauchenden Schwangeren mit 30% angegeben [3].

Der Einfluß des Rauchens, insbesondere des Zigarettenrauchens in der

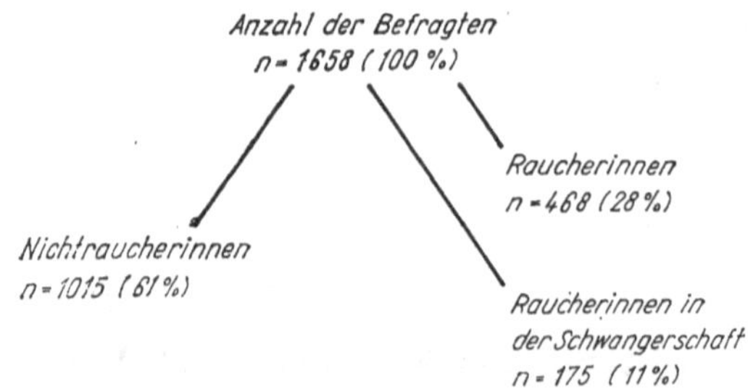

Abb. 1 Rauchverhalten vor und während der Schwangerschaft (nach ESTEL u. KADNER 1978 [9])

Tabelle 1 Parameter zur Dokumentation des Einflusses des Rauchens in der Schwangerschaft

Kindsbewegungen	– verlangsamt (akut)
Frequenz der Herztöne	– erhöht (akut)
Schwangerschaftsdauer	– verkürzt
Geburtsgewicht	– erniedrigt
perinatale Mortalität	– möglicherweise erhöht, (sicher erhöht bei starkem Rauchen des Vaters)
Mißbildungen	– ?, (sicher erhöht bei starkem Rauchen des Vaters)
Entwicklung des Kindes	– verzögert bis in das Schulalter
Plazentamorphologie	– verändert
funktionelle Leistungen der Plazenta	– HPL erniedrigt

Schwangerschaft, ist an verschiedenen Parametern (Tab. 1) objektiviert worden (Übersichten bei [7, 13, 20, 21]).

Meßbare Sofortreaktionen lassen sich am fetalen Verhalten demonstrieren. So kommt es nach dem Zigarettenrauchen zu einer signifikanten Verlangsamung der Kindsbewegungen [19] und zu einem Anstieg der kindlichen Herzfrequenz. Über eine Verkürzung der Schwangerschaftsdauer liegen unterschiedliche Angaben vor, jedoch erscheint eine Erhöhung der Frühgeburtenrate bei Raucherinnen sehr wahrscheinlich [9, 24, 26, 31, 33]. Zahlreiche Autoren haben sich mit dem Einfluß des Rauchens auf das kindliche Geburtsgewicht beschäftigt. Obwohl einige Probleme bei der Interpretation epidemiologischer Studien zu dieser Fragestellung bestehen [39], kann heute kein Zweifel mehr daran bestehen, daß rauchende Frauen etwa 2 bis 3mal häufiger als Nichtraucherinnen untergewichtige Kinder gebären [4, 8, 9, 21, 23, 24, 26, 38]. Die Gewichtsreduktion differiert zwischen 114 und 482 g und dürfte im Mittel bei

200 g liegen (Übersicht bei [26]). Sie zeigt eine direkte Abhängigkeit von der Menge der täglich gerauchten Zigaretten nach dem 4. Schwangerschaftsmonat [3]. Auch einige in der DDR durchgeführte Studien bestätigten die Tatsache, daß die Kinder vor Raucherinnen häufiger prämatur-dystroph als die von Nichtraucherinnen und damit allen Gefahren dieses fetalen Zustandes ausgesetzt sind [8, 9, 26]. In einer Studie im Rahmen des Forschungsverbandes Perinatologie konnte an einem Kollektiv von 6016 Frauen eine Korrelation von erniedrigtem Geburtsgewicht mit Rauchen in der Schwangerschaft überhaupt, insbesondere aber von mehr als 15 Zigaretten/Tag festgestellt werden. Auch ein Zigarettenkonsum des Kindsvaters von mehr als 20/Tag führte zu einer hochsignifikanten Erniedrigung des kindlichen Geburtsgewichtes. Immerhin betrug in dieser Studie der Anteil der rauchenden Schwangeren 16%, von denen die Hälfte mehr als 5 und ein Viertel mehr als 10 Zigaretten täglich rauchten [8]. Über den Einfluß des Rauchens in der Schwangerschaft auf die perinatale Mortalität liegen sich widersprechende Untersuchungsergebnisse vor [3, 21, 26, 38]. Es erscheint möglich, daß eine Verwischung des Effektes einer erhöhten perinatalen Mortalität bei Raucherinnen besteht, weil eine Reihe anderer, die perinatale Mortalität beeinflussender Faktoren bei Raucherinnen weniger häufig zu finden ist bzw. Risikoschwangere aus Vorsicht offenbar weniger häufig rauchen als andere [21]. Kein Zweifel besteht jedoch an einer signifikant höheren perinatalen Mortalität bei Kindern, deren Väter stark rauchten, unabhängig vom Rauchverhalten der Mutter [6, 22, 38].

Angaben über eine erhöhte kindliche Mißbildungsfrequenz als Folge des Rauchens, hauptsächlich angeführt werden dabei angeborene Herzfehler sowie Lippen-Kiefer-Gaumenspalten, bedürfen einer weiteren sorgfältigen Überprüfung [10]. Auch hier fanden sich jedoch wieder eindeutige Korrelationen zwischen starkem Rauchen des Kindsvaters und kindlichen Mißbildungen, was auch im Einklang mit pathologischen Spermabefunden bei starken Rauchern stehen könnte [21, 22, 27, 34, 38].

Über den Zeitpunkt der Angleichung des körperlichen und psychischen Rückstandes von Raucherkindern an die von nichtrauchenden Eltern liegen unterschiedliche Angaben vor [4, 15, 18], wobei der Mangel an prospektiven Studien die Aussage beträchtlich vermindert. Eine geringe somatische und psychische Retardierung soll jedoch bis in das Schulalter nachweisbar sein [4, 15].

Gibt es also einerseits zahlreiche Ergebnisse, die den negativen Einfluß des Rauchens während der Schwangerschaft, z. T. auch des väterlichen Rauchverhaltens, nachweisen, bestehen andererseits nach wie vor Unklarheiten über die wirksamen pathogenetischen Mechanismen.

Ursächlich angeschuldigt werden vor allem

- die erhöhte CO-Konzentration im fetalen Blut, verbunden mit einer verringerten O_2-Bindungsfähigkeit

- ein erhöhter Cyanid- und Thiozyanatspiegel im mütterlichen und fetalen Blut und Urin
- ein erhöhter Nikotinspiegel im fetalen Blut
- mögliche Einflüsse auf den kindlichen Vitamin-B_{12}-Stoffwechsel.

Tierexperimentelle Untersuchungen weisen darüber hinaus daraufhin, daß unter Umständen auch noch andere, bisher nicht näher definierte Stoffe in Betracht gezogen werden müssen.

Im Zusammenhang mit der Pathogenese einer kindlichen Wachstumsretardierung in utero müssen auch morphologische Veränderungen der Plazenta angeführt werden. Sie sollen aus einer kompensatorischen Vergrößerung der Plazenta, einer Verdickung der Basalmembran, der Vermehrung des Kollagens in den Plazentazotten, einer Verringerung der Anzahl und Verminderung des Durchmessers fetaler Kapillaren der Plazenta sowie eines Kontraktionszustandes endothelialer Zellen bestehen, insgesamt also alles Faktoren, die eine Verminderung des plazentaren Durchflusses zur Folge haben können [1, 36]. Funktioneller Ausdruck dieser Veränderungen ist u.a. eine Verringerung des HPL-Spiegels im Serum bei rauchenden Schwangeren [2].

Die Darstellung dieser Fakten unterstreicht eindeutig, daß in einer Zeit, in der die rechtzeitige Erkennung und Abwendung fetaler Gefahrenzustände, z.T. mit einem erheblichen apparativen Aufwand, eine vorrangige Aufgabe des Geburtshelfers geworden ist, auch der Prophylaxe durch Änderung der Rauchgewohnheiten in der Schwangerschaft und allgemein von Menschen im generationsfähigen Alter eine besondere Bedeutung beizumessen ist. Immerhin errechnete Butler bereits für das Jahr 1970, daß durch Aufgabe des Rauchens in der Schwangerschaft in Großbritannien jährlich das Leben von 1500 Neugeborenen bewahrt werden könnte [3].

Ein weiteres Problem ist in den letzten Jahren stärker ins Blickfeld des Gynäkologen gerückt. Dies sind Zusammenhänge zwischen der Einnahme oraler Kontrazeptiva und dem erhöhten Risiko für thromboembolische Erkrankungen, insbesondere für Herzinfarkte bei Raucherinnen. Eine Steigerung der Häufigkeit thromboembolischer Erkrankungen unter der Einnahme oraler Kontrazeptiva ist seit langem in der Diskussion und hinreichend bewiesen. Neben dem Einfluß des Alters konnte inzwischen auch eine Erhöhung des Risikos durch das Rauchen hinreichend sicher nachgewiesen werden [5, 11, 14, 17, 29, 30]. Raucherinnen haben demnach bei Benutzung oraler Kontrazeptiva ein höheres Risiko an thromboembolischen Zuständen, insbesondere am Herzinfarkt, zu erkranken als Nichtraucherinnen, das wiederum mit dem Alter und mit der Zahl der gerauchten Zigaretten eindeutig ansteigt. Wenn auch noch nicht allgemein gültig, so sind daraus doch bereits Hinweise für die Indikationsstellung zur oralen Kontrazeption abgeleitet worden, die eine stärkere Zurückhaltung bei der Verordnung von Kombinationspräparaten bei starken Raucherinnen empfehlen [16].

Das Fachgebiet Gynäkologie und Geburtshilfe wird mit den Auswirkungen des Rauchens in vielfältiger Weise konfrontiert. Es war nicht möglich, im Rahmen der zur Verfügung stehenden Zeit auf alle Probleme einzugehen. Eine Reihe ebenfalls in der Diskussion stehende Folgen, wie Störungen des physiologischen Zyklusablaufs, Erhöhung der Fehlgeburtenrate, Steigerung der Hyperemesisfrequenz in der Schwangerschaft, schließlich auch das Problem des Zusammenhangs zwischen Zervixkarzinom und Rauchen [28, 32, 35, 37] konnten hier nicht ausführlich dargestellt, sollten aber nicht vergessen werden. Andererseits kommt gerade den hier behandelten Problemen eine größere praktische Bedeutung zu, und sie weisen auf die Notwendigkeit der Gesundheitserziehung mit dem Ziel der Beeinflussung der Rauchgewohnheiten auch aus der Sicht unseres Fachgebietes hin [13, 25].

Literatur

[1] Asmussen, I.: Ultrastructure of the villi and fetal capillaries in placentas from smoking and nonsmoking mothers. Brit. J. Obstet. & Gynaecol. **87** (1980) 239–245.

[2] Boyce, A., Schwartz, D., Hubert, C., Cedard, L., Dreyfus, J.: Smoking, human placental lactogen and birth weight. Brit. J. Obstet. & Gynaecol. **82** (1975), 964–967.

[3] Butler, N. R., Goldstein, H., Ross, E. M.: Cigarette smoking in pregnancy: Its influence on birth weight and perinatal mortality. Brit. med. J. **II** (1972), 127–130.

[4] Butler, N. R., Goldstein, H.: Smoking in pregnancy and subsequent child development. Brit. med. J. **IV** (1973), 573–575.

[5] Carol, W., Göretzlehner, G.: Wirkungen und Nebenwirkungen hormonaler Kontrazeptiva. Z. ärztl. Fortbild. **74** (1980), 97–104.

[6] Comstock, G. W., Shah, F. K., Meyer, M. B., Abbey, H.: Low birth weight and neonatal mortality rate related to maternal smoking and socioeconomic status. Amer. J. Obstet. & Gynecol. **111** (1971), 53–59.

[7] Degenhardt, K.-H., Seitner, C. A.: Rauchen und Schwangerschaft. Med. Klinik **71** (1976) 1923–1927.

[8] Eggers, H., Plath, Ch., Issel, E. P., Akkermann, S., Gülzow, H.-U., Hoepffner, W., Koepcke, E., Ladstätter, L., Niedner, A., Plesse, R., Reis, K., Rissmann, M., Schneider-Voigt, R., Schöne, S., Seifert, B., Thieme, R., Töwe, J., Voigt, M., Wunderlich, K.: Perinatale Risikofaktoren – eine epidemiologische Studie. 3. Mitteilung. Dt. Gesundh.-Wesen **31** (1976), 1926–1931.

[9] Estel, C., Kadner, J.: Rauchen in der Gravidität. Zbl. Gynäkol. **100** (1978), 579–582.

[10] Fedrick, J., Alberman, E. D., Goldstein, H.: Possible teratogenic effect of cigarette smoking. Nature **231** (1971), 529–530.

[11] Fredericksen, H., Ravenholt, R. T., Bush, R. D.: Oral contraceptives and thromboembolic disease. Brit. med. J. **3** (1969), 629.

[12] Gibel, W. (Hrsg.): Gesundheitsschäden durch Rauchen – Möglichkeiten einer Prophylaxe. Berlin: Akad.-Verlag 1976.

[13] Gibel, W.: Die Auswirkungen der Rauchgewohnheiten von Eltern auf das ungeborene und neugeborene Kind. Z. ärztl. Fortbild. **73** (1979), 341–342.

[14] Göretzlehner, G., Frick, G., Frick, U.: Hormonale Kontrazeption – Thromboembolie und Operationsrisiko. Zbl. Gynäkol. **98** (1976), 600–610.

[15] Hardy, J. B., Mellits, E. D.: Does maternal smoking during pregnancy have a long-term effect on the child? Lancet **II** (1972), 1332.

[16] Kuensberg, E. V., Dewhurst, J.: Mortality in women on oral contraceptives. Lancet **II** (1977), 757.

[17] McEwan, J.: The risks of oral contraception. Brit. J. Hosp. Med. **21** (1979), 144–150.

[18] McMahon, B., Alpert, M., Salber, E. J.: Infant weight and parental smoking habits. Amer. J. Epidemiol. **82** (1966), 247–261.

[19] Manning, F., Wyn Pugh, E., Boddy, K.: Effect of cigarette smoking on fetal breathing movements in normal pregnancies. Brit. med. J. **I** (1975), 552–553.

[20] Marczinski-Verheugt, E., Doerfler, W.: Mutagene und teratogene Wirkungen des Zigarettenrauches. Münchener med. Wochenschr. **120** (1978), 327–330.

[21] Mau, G.: Rauchen und Schwangerschaft. Med. Welt **26** (1975), 28–30.

[22] Mau, G., Netter, P.: Die Auswirkungen des väterlichen Zigarettenkonsums auf die perinatale Sterblichkeit und die Mißbildungshäufigkeit. Dt. med. Wochenschr. **99** (1974), 1113–1118.

[23] Miller, H. C., Hassanein, K., Hensleigh, P. A.: Fetal growth retardation in relation to maternal smoking and weight gain in pregnancy. Amer. J. Obstet & Gynecol. **125** (1976), 55–60.

[24] Miller, H. C., Hassanein, K., Hensleigh, P. A.: Effects of behavioral and medical variables on fetal growth retardation. Amer. J. Obstet. & Gynecol. **127** (1977), 643–648.

[25] Paun, D.: Der Tabakschaden bei Frauen und Müttern und seine Verhütung. Z. ges. Hyg. **16** (1970).

[26] Rummler, S.: Der Einfluß des Zigarettenrauchens der Schwangeren auf Geburtsgewicht und -länge des Neugeborenen. Z. ärztl. Fortbild. **71** (1977), 293–297.

[27] Schirren, C., Gey, G.: Der Einfluß des Rauchens auf die Fortpflanzungsfähigkeit bei Mann und Frau. Z. Haut- u. Geschlechtskr. **44** (1969), 175–181.

[28] Schoenberg, B. S.: Smoking and cancer of the uterine cervix: Hypothesis. Amer. J. Epidemiol. **107** (1978), 353–354.

[29] Shapiro, S., Rosenberg, L., Slone, D., Kaufman, D. W.: Oral-contraceptive use in relation to myocardial infarction. Lancet **I** (1979), 743–747.

[30] Shapiro, S., Slone, D., Miettinen, O. S.: Risk of myocardial infarction in oral-contraceptive users. Lancet **II** (1979), 194.

[31] Simpson, W. J., Linda, L.: A preliminary report on cigarette smoking and the incidence of prematurity. Amer. J. Obstet. & Gynecol. **73** (1957) 808–815.

[32] Stellman, S. D., Austin, H., Wynder, E. L.: Cervix cancer and cigarette smoking: A case-control study. Amer. J. Epidemiol. **111** (1980), 383–388.

[33] Terris, M., Gold, E. M.: An epidemiologic study of prematurity. I. Relation to smoking, heart volume, employment, and physique. Amer. J. Obstet. & Gynecol. **103** (1969), 358–370.

[34] Viczian, M.: Ergebnisse von Spermauntersuchungen bei Zigarettenrauchern. Z. Haut- u. Geschlechtskr. **44** (1969), 183–187.

[35] Wigle, D. T., Mao, Y., Grace, M.: Smoking and cancer of the uterine cervix: Hypothesis. Amer. J. Epidemiol. **111** (1980), 125–127.

[36] Wingerd, J., Christianson, R., Lovitt, W. V., Schoen, E. J.: Placental ratio in white and black women: Relation to smoking and anemia. Amer. J. Obstet. & Gynecol. **124** (1976), 671–675.

[37] Winkelstein, W.: Smoking and cancer of the uterine cervix: Hypothesis. Amer. J. Epidemiol. **106** (1977), 257–259.

[38] Yerushalmy, J.: The relationship of parents' cigarette smoking to outcome of pregnancy – implications as to the problem of inferring causation from observed associations. Amer. J. Epidemiol. **93** (1971), 443–456.

[39] Yerushalmy, J.: Infants with low birth weight born before their mothers started to smoke cigarettes. Amer. J. Obstet. & Gynecol. **112** (1972), 277–284.

B. Beck, G. Enderlein, Heide Stark

Tabakschäden — Probleme, Möglichkeiten und Wert ihrer Prophylaxe aus arbeitsmedizinischer Sicht

Die Arbeitsmedizin zählt Tabakrauch zu den Aerosolen mit gesundheitsschädlichen Wirkungen. Daraus resultiert die Verpflichtung, durch Aufstellung von maximal zulässigen Konzentrationen am Arbeitsplatz (MAK) und Festlegung von arbeitshygienischen Forderungen zum Gesundheitsschutz der Werktätigen gegenüber Tabakrauch am Arbeitsplatz beizutragen. Eingeschlossen in diese Aufgabe ist die Nachweisführung mittels arbeitshygienischer Meß- und Bewertungsverfahren.

Für Tabakstaub unabhängig vom Nikotingehalt und für einige wichtige Stoffe im Tabakrauch wie Nikotin, Acrolein, Aldehyde, Kohlen- und Stickoxide wurden MAK-Werte festgelegt, während für die wichtigen Kanzerogene aus der Gruppe der polyzyklischen aromatischen Kohlenwasserstoffe MAK-Werte auch international noch fehlen (Tab. 1).

Tabakrauch ist das Kondensationsaerosol eines komplex zusammengesetzten Schadstoffgemisches. Neben schleimhautreizenden Stoffen sind toxische Substanzen und Kanzerogene enthalten.

Die arbeitshygienische Bewertung von Tabakrauch stützt sich auf Konzentrationsmessungen der wichtigsten Inhaltsstoffe und deren Vergleich mit MAK-Werten. Die Bedingung der Formel (1)

$$\frac{C_1}{MAK_1} + \frac{C_2}{MAK_2} + \cdots \frac{C_n}{MAK_n} \geqq 1 \qquad (1)$$

ist einzuhalten. Für die Bewertung des Tabakrauchs durch einen Summen-MAK-Wert unabhängig von den Wirkungen der Einzelkomponenten fehlen bisher die Voraussetzungen.

Alle arbeitshygienischen Maßnahmen sind darauf gerichtet, gesundheitsschädigende Stoffe in der Arbeitsumwelt zu beseitigen und durch nicht oder weniger gefährliche Stoffe zu ersetzen.

Die Zigarette als Schadstoffemissionsquelle am Arbeitsplatz hat bisher kein generelles Verbot erfahren. Es sind zahlreiche Arbeitsplätze bekannt, an denen zumeist aus technologischen oder sicherheitstechnischen Gründen, aber auch aus Gründen der Verhütung der Aufnahme von Schadstoffen aus der Arbeits-

Tabelle 1 Maximal zulässige Konzentrationen am Arbeitsplatz für Kurzzeitkonzentrationen (MAK_K) und Durchschnittskonzentrationen (MAK_D) in einer Arbeitsschicht

Substanz	MAK_K mg/m³	MAK_D mg/m³	TGL
Tabakstaub unabhängig vom Nikotingehalt	10,0	10,0	22310/01
Nikotin	0,5	0,5	22310/01
Kohlenmonoxid	110,0	55,0	22310/01
Acrolein	0,2	–	32600/10
Acetaldehyd	100,0	100,0	22310/01
Stickstoffdioxid	10,0	10,0	22310/01
Stickstoffmonoxid	30,0	20,0	22310/01
Kadmiumoxid	0,1	0,03	32600/12
Nickeloxide	1,0	0,5	22310/01

Bedingung: $$\frac{C_1}{MAK_1} + \frac{C_2}{MAK_2} + \dots \frac{C_n}{MAK_n} \leq 1$$

umwelt beim Zigarettenrauchen ein Rauchverbot besteht. Besonders die Nichtraucher fordern den Schutz ihrer Gesundheit gegenüber Tabakrauch.

Die Tabakindustrie versucht die Schadstoffentwicklung beim Tabakrauchen in Arbeitsräumen, Verkehrsmitteln und Publikumsräumen zu verharmlosen [1, 2, 3, 4]. Die gemessenen Konzentrationen der einzelnen Bestandteile im Tabakrauch lag bei diesen Versuchen im allgemeinen unterhalb von MAK. Eine additive Bewertung, wie sie für die arbeitshygienische Beurteilung von Schadstoffen gefordert wird, erfolgte zumeist nicht. Tabakrauch ist arbeitshygienisch als unnötige, zusätzliche Aerosolbelastung des Arbeitsplatzes zu beurteilen, insbesondere wenn gleichzeitig arbeitsbedingte Schadstoffe auftreten. Aus dieser Sicht läßt sich für keine Form der Rauchgewohnheit von Werktätigen eine MAK-Überschreitung für gesundheitsschädliche Stoffe ohne arbeitshygienische Messung sicher ausschließen.

Die Inhalation von Tabakrauch ist nicht selten Ursache für Krankheiten und Funktionsstörungen von Organen, die die Tauglichkeit für den vorgesehenen Arbeitseinsatz ausschließen oder die Umsetzung auf einen anderen Arbeitsplatz erfordern. Vor allem deshalb werden die Rauchgewohnheiten in der neuen und verbesserten Methodik für arbeitsmedizinische Tauglichkeits- und Überwachungsuntersuchungen berücksichtigt [8]. Nach dieser Methodik wurden 1976–1978 110 Tausend Werktätige untersucht und die Ergebnisse im Zentralinstitut für Arbeitsmedizin der DDR mit der EDV ausgewertet.

Es ergab sich eine Übereinstimmung in den Rauchgewohnheiten der berufstätigen Frauen und Männer zu den Feststellungen bei epidemiologischen Bevölkerungsuntersuchungen [5, 6]. Der Prozentsatz der Nichtraucher nimmt bei Männern mit dem Alter leicht ab. Bei Frauen finden wir Raucher vorwiegend im jüngeren Alter.

Unsere Auswertung zeigt im Hinblick auf die chronische Bronchitis, die gleiche Befundsteigerung bei Werktätigen mit Expositionen gegenüber Stäuben und chemischen Stoffen im Vergleich zu den Nichtexponierten wie bei den Rauchern und ehemaligen Rauchern im Vergleich zu den Nichtrauchern. Diese Feststellung gilt für alle Altersgruppen der männlichen und weiblichen Berufstätigen (Tab. 2). Durch eine Hochrechnung der Ergebnisse auf die Gesamtanzahl der in der DDR gegenüber Stäuben und atemtraktwirksamen chemischen Stoffen Exponierten und die Gesamtanzahl der Raucher und Nichtraucher unter den Berufstätigen, wobei Alter und Geschlecht Berücksichtigung fanden, wurde versucht, den ätiologischen Anteil von Tabakrauch und beruflichen Noxen an der chronischen Bronchitis bei Berufstätigen in einer vorläufigen Größenordnung darzustellen. Der ätiologische Anteil in Prozent errechnet sich aus Formel (2)

$$x = \frac{\text{beobachtete Fälle} - \text{erwartete Fälle}}{\text{beobachtete Fälle}} \cdot 100 \qquad (2)$$

Die erwarteten Fälle wurden aus unseren Untersuchungsergebnissen so kalkuliert, als ob die betrachteten Einflußfaktoren (Rauchen und berufliche Noxen) eliminiert sind. Die beobachteten Fälle ergeben sich aus einer Hochrechnung des realen Vorkommens von Rauchern und beruflich gegenüber irritativ wirkenden Atemtraktnoxen Exponierten in der DDR. Die Berechnungen erfolgten getrennt für zwei Altersgruppen (unter 45 Jahre und ab 45 Jahre) sowie für Männer und Frauen. Es wurden derzeitige und frühere Expositionen berücksichtigt. Die ätiologischen Anteile von Tabakrauchen und beruflichen Noxen zeigen für Männer und Frauen die erwarteten Unterschiede (Abb. 1).

Die Hochrechnung ergab, daß das Tabakrauchen übereinstimmend bei Männern und Frauen eine 2,6fache Wirkung auf die Gesamtfallzahl der chronischen Bronchitis in der DDR hat als die betrachteten beruflichen Noxen (32% zu 12% bei Männern, 23% zu 9% bei Frauen). Dieses Ergebnis läßt erkennen, welcher Stellenwert der Prophylaxe von Tabakschäden für die Gesundheit der Werktätigen in der DDR zukommt.

Tabakrauch ist als außerberufliche Noxe bei der Begutachtung von Berufskrankheiten zu berücksichtigen. Bei einigen Berufskrankheiten muß dem Tabakrauch neben der verursachenden beruflichen Noxe eine starke Mitwirkung zugesprochen werden. Stellvertretend hierfür ist der Lungenkrebs bei Asbeststaubexposition zu nennen, der nach epidemiologischen Untersuchungen bei Rauchern mehrfach häufiger auftritt. Die bisherigen Ergebnisse bestätigen die kanzerogene Wirkung von Asbeststaub und Tabakrauch und bei kombi-

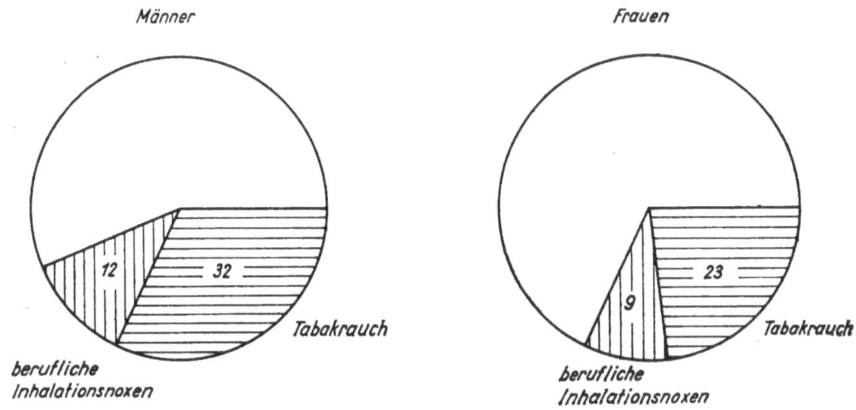

Abb. 1 Chronische Bronchitis bei Berufstätigen in der DDR
Ätiologische Anteile von Tabakrauch/beruflichen Inhalationsnoxen (in Prozent)

Tabelle 2 Arbeitsmedizinische Tauglichkeits- und Überwachungsuntersuchungen Chronische Bronchitis in Abhängigkeit von Rauchgewohnheiten und Expositionen gegenüber Stäuben und irritativ wirkenden chemischen Stoffen (Befundraten in Prozent)

	Altersklassen	Nichtraucher	Raucher/ Exraucher	Nichtexponierte	Exponierte
Männer	unter 45	1,4	2,8	1,0	5,0
	ab 45	8,7	14,1	8,6	16,4
Frauen	unter 45	0,8	2,0	0,7	2,1
	ab 45	4,1	8,5	4,1	6,7

Anzahl der Untersuchten: Männer $n \sim 76000$, Frauen $n \sim 34000$
Anzahl der nach Expositionskategorie Untersuchten: Männer $n \sim 48000$, Frauen $n \sim 11500$

nierter Einwirkung einen Synergismus in Form eines multiplicativen Wirkungsmodells [7].

Umfangreiche epidemiologische Studien haben aus dem breiten Kausalspektrum der chronischen Bronchitis die Einatmung von Stäuben und die Rauchgewohnheiten als wesentliche Ursachen herausgestellt. Außerdem besteht eine starke Altersabhängigkeit (Literaturzusammenstellung in [9]). Die Arbeitsmedizin belegt experimentell und epidemiologisch, daß es Stäube, die für die menschliche Gesundheit grundsätzlich unschädlich sind, nicht gibt. Sogenannte inerte Stäube reagieren träger, können aber bei jeder genügend starken und langdauernden Exposition gegenüber atemfähigen Staubpartikeln Gesundheitsschäden durch Reizung des Atmungsorgans verursachen oder fördern. Chemische Stoffe mit irritativer Wirkung führen ebenfalls in Abhängigkeit von der Dauer und Stärke ihrer Einwirkung zur chronischen Bronchitis. In der DDR werden in begründeten Fällen und nach Begutachtung durch die Obergutachtenkommission Berufskrankheiten chronisch-unspezifische Lungenkrankheiten (Chronische Bronchitis, Emphysem, Asthma bronchiale) als Berufskrankheit anerkannt, wenn der Kausalzusammenhang mit einer beruflichen Exposition gegenüber Stäuben oder irritativ wirkenden Schadstoffen nachzuweisen ist. Die Wirkung von Tabakrauch muß bei der Begutachtung als außerberufliche Ursache weitgehend ausgeschlossen werden. In vielen Fällen ist ein solcher Ausschluß nach den Rauchgewohnheiten nicht sofort möglich. Eine exakte Arbeitsplatzanalyse mit Angaben über Art und Konzentrationen der aufgetretenen Schadstoffe muß angefertigt werden. Die Anerkennung einer Berufskrankheit wird nur vorgeschlagen, wenn die arbeitshygienische Analyse den Nachweis erbringt, daß die beruflichen Schadstoffe langdauernd und in hohen Konzentrationen auf das Atmungsorgan eingewirkt haben und dadurch allein ausreichen, um unabhängig von Rauchgewohnheiten die Atemwegserkrankung zu verursachen.

Im Zeitraum 1976–79 wurden bei 344 Werktätigen chronisch unspezifische Lungenkrankheiten als Berufskrankheit anerkannt. Stäube und chemische Stoffe wurden gleichermaßen als berufliche Ursachen festgestellt. Den 344 Be-

Tabelle 3 Ursachen von Berufskrankheiten bei chronischer Bronchitis, Emphysem und Asthma bronchiale* in der DDR ($n = 344$)

Schadstoffe	Anerkennungsjahr 1976/77	1978	1979
Mineralische Stäube, Metallstäube und andere anorganische Stäube	37	47	46
Getreide- und Mühlenstäube, Holzstäube und andere organische Stäube	18	10	15
Isozyante	18	16	14
Schweißrauche	10	8	22
Reizgase vorwiegend kombinierte Einwirkung von Chlor und HCl, SO_2, nitrosen Gasen, Ammoniak	17	21	14
andere chemische Stoffe mit irritativer Wirkung	17	1	13

* Ohne BK 41 – allergische Erkrankungen der Luftwege und Lunge

rufskrankheiten wegen chronischer Bronchitis stehen 4165 andere berufliche Lungenkrankheiten (Staublungen, Allergosen, Lungenkrebs) gegenüber (Tab. 3).

Beim derzeitigen Stand unserer Kenntnisse über die Bedeutung des Tabakrauchs als gesundheitsgefährlicher Schadstoff ergeben sich eine Reihe von Schlußfolgerungen für die Verhütung von Gesundheitsschäden, die erst teilweise realisiert sind und um deren Durchsetzung wir uns in interdisziplinärer Zusammenarbeit weiter bemühen werden:

1. Einbeziehung von Maßnahmen zur Verhütung von Tabakschäden in die arbeitsmedizinischen Tauglichkeits- und Überwachungsuntersuchungen für Werktätige.
2. Aufklärung aller Wirtschaftsleiter, Gewerkschaftsfunktionäre und Werktätigen über die Gefahren durch Tabakrauch
3. Unterstützung der Leiter beim Aussprechen von Rauchverboten im Betrieb, vorrangig in Bereichen mit arbeitsbedingten Schadstoffemissionen
4. Kennzeichnung von Bereichen mit Rauchverbot
5. Gewährleistung des Gesundheitsschutzes der Nichtraucher durch Schaffung von Raucherzonen

Literatur

[1] Harke, H.-P.: Zum Problem des Passivrauchens I. über den Einfluß des Rauchens auf die CO-Konzentration in Büroräumen, Int. Arch. Arbeitsmed. **33** (1974) 199–206.

[2] Harke, H.-P.: Zum Problem des Passivrauchens II. Untersuchungen über den Kohlenmonoxidgehalt der Luft im Kraftfahrzeug durch Rauchen von Zigaretten. Int. Arch. Arbeitsmed. **33** (1974) 207–220.

[3] Harke, H.-P., Baars, A., Frahm, B., Peters, H., Schultz, Ch.: Zum Problem des Passivrauchens – Abhängigkeit der Konzentration von Rauchinhaltsstoffen in der Luft verschieden großer Räume von der Zahl der verrauchten Zigaretten und der Zeit. Int. Arch. Arbeitsmed. **29** (1972) 323–339.

[4] Harke, H.-P., Perters, H.: Zum Problem des Passivrauchens III. über den Einfluß des Rauchens auf die CO-Konzentration im Kraftfahrzeug bei Fahrten im Stadtgebiet. Int. Arch. Arbeitsmed. **33** (1974) 221–229.

[5] Herrmann, H.: Die Häufigkeit der chronischen Bronchitis – Ergebnisse der epidemiologischen Forschung in der DDR. Z. Erkr. Atm. **145** (1976) 14–25.

[6] Herrmann, H., Liehs, F.: Die Rauchgewohnheiten und ihr Einfluß auf die Entwicklung chronisch broncho-pulmonaler Erkrankungen – Ergebnisse der epidemiologischen Bronchitisforschung in der DDR. Z. Erkrank. Atm.-Org. **148** (1977) 5–24.

[7] Saracci, R.: Asbestos and lung cancer: an analysis of the epidemiological evidence on the asbestos-smoking interaction. Int. J. Cancer **20** (1977) 323–331.

[8] Arbeitsmedizinische Tauglichkeits- und Überwachungsuntersuchungen – Neuregelung der Rechtsvorschriften und Methodik: Material vom Forschungsverband Arbeitsmedizin, Berlin.

[9] Deutsche Forschungsgemeinschaft: Research Report Chronic Bronchitis and Occupational Dust Exposure. Harald Boldt Verlag KG, Boppard (1978) 1–503.

Auswahlliteratur

Beck, B., Irmscher, G.: Schadstoff Asbest – Übersichtsreferat, Z. Erkr. Atm. **144** (1976) 107–128.

Haebisch, H.: Die Zigarette als Kohlenmonoxydquelle. Arch. Toxikol. **26** (1970) 251–261.

Häublein, H.-G.: Übersicht über die Auswirkungen von Staubinhalationen auf die Gesundheit von Baumaterial- und Bauarbeitern. Z. ges. Hyg. **23** (1977) 709–713.

Hinds, M. W., Thomas, D. B., O'Reilly, H. P.: Asbestos, dental x-rays, tobacco, and alcohol in the epidemiology of laryngeal cancer. Cancer **44** (1979) 1114–1120.

Konetzke, G.: Die Bedeutung der Arbeitsumwelt für das Atmungsorgan. Ber. Ges. Inn. Med. **11** (1978) 57–59.

Loos, H.: Risikofaktor Zigarettenrauchen und Nichtraucherschutz aus arbeitsmedizinischer Sicht. Die Berufsgenossenschaft (1980) H. 1, 42–43.

Morgan, W. K. C.: Industrial bronchitis. Brit. J. Ind. Med. **35** (1978) 285–291.

Newhouse, M. L.: Asbestos, Smoking, and Lung Cancer. Hefte zur Unfallheilkunde **126** (1976) 545–547.

Raber, A.: Die epidemiologische Bedeutung inhalativer Noxen. Pneumologie **150** (1974) 67–76.

Rebohle, E., Schneider, D., Thiele, H.: Zur Erfassung und Tauglichkeitsbedeutung chronisch-unspezifischer Erkrankungen des Atmungsorgans in arbeitsmedizinischen Vorsorgeuntersuchungen. Z. ges. Hyg. **21** (1975) 559–562.

Wynder, E. L., Covey, L. S., Mabuchi, K., Mushinski, M.: Environmental factors in cancer of larynx. Cancer **38** (1976) 1591–1601.

Berufskrankheiten in der DDR: unveröffentlichte Berichte des Zentralinstituts für Arbeitsmedizin der DDR.

Smoking and its Effects on Health: WHO Techn. Rep. Ser. No 568, Geneva (1975).

Arbeitshygienischer Bericht 1978: unveröffentlichter Bericht des Zentralinstituts für Arbeitsmedizin der DDR, Berlin (1979).

A. Mandelkow

Gesundheitsschäden durch Rauchen – Möglichkeiten einer Prävention aus sportmedizinischer Sicht

Dem Motto des diesjährigen Weltgesundheitstages folgend veröffentlichte die Internationale Förderation für Sportmedizin einen Aufruf an alle Sportärzte und die Nationalen Gesellschaften für Sportmedizin, sich aktiv in den Kampf gegen den Tabakmißbrauch einzuschalten.

Für den Sportmediziner stellt sich dieses Problem unter besonderem Aspekt dar. Seine Arbeit ist vom Grundanliegen her präventiv orientiert und die Erhaltung und Förderung der allgemeinen physischen und sportlichen Leistungsfähigkeit ist sein spezifisches Tätigkeitsgebiet. Für eine harmonische körperliche und geistige Entwicklung des Menschen sind Gesundheit und Leistungsfähigkeit wesentliche Voraussetzungen – für das Erreichen von sportlichen Höchstleistungen darüberhinaus das Ausschalten jeglicher Stör- und Risikofaktoren.

Das Problem des Tabakmißbrauchs stellt sich nicht wie für Mediziner anderer Fachbereiche wenn es Sportler und Aktive betrifft, die nach sportlichem Ethos leistungsorientiert ihre Lebensweise einrichten.

Die Zielgröße bestimmt das Verhalten, wer nach mühevollen Trainingsjahren sportlichen Ruhm ernten will, muß alle leistungsmindernden Einflüsse meiden und meidet sie.

Die Bekämpfung des Tabakmißbrauchs stellt sich auch nicht bei der Betreuung der sporttreibenden Bevölkerung, die aktiv am Übungs-, Trainings- und Wettkampfbetrieb teilnimmt, da auch hier noch die Motivation, gute individuelle sportliche Leistungen zu erreichen, die Lebensgewohnheiten bestimmt.

Das Betätigungsfeld für den Sportarzt und Sportmediziner, gesundheitserzieherischen Einfluß auf die Rauchgewohnheiten zu nehmen, liegt bei der Betreuung der sportlich aktiven Kinder und Jugendlichen während der Schul- und Berufsausbildung und die Beratung der Sporttreibenden im Bereich des Freizeit- und Erholungssports. Darüberhinaus wird eine enge Zusammenarbeit mit den Ärzten des staatlichen Gesundheitswesens bei der Wahrnehmung gesundheitserzieherischer Aufgaben und die Verbreitung sportmedizinischen Gedankengutes über die Zentren für aktive Erholung und Gesundheitssport angestrebt.

Von meiner Tätigkeit in einer Dispensaire-Einrichtung des Sportmedizinischen Dienstes Berlin kann ich berichten, daß wir bei der Betreuung von

Sportlehr- und Leitkadern gute Ergebnisse durch die Verordnung eines Konditionierungsprogramms mit regelmäßigen leistungsphysiologischen Überprüfungen erreicht haben.

Das Patientengut stellt eine Auswahl von Werktätigen dar, die einer hohen Stressbelastung unterliegen: Unregelmäßige, oft überlange Arbeitszeiten, Terminzwang und ungenügende physische Anforderungen sind charakteristisch; neben diesen bekannten Risikofaktoren ist auch das Rauchen häufig anzutreffen.

Unser ständiges Bemühen geht dahin, das Aufgeben des Rauchens als Therapieforderung durchzusetzen. Bei schon eingetretenen objektiven gesundheitlichen Einschränkungen und Erkrankungen wie Angina pectoris, Zustand nach Infarkt, chron. Gastritis u.a. war das überwiegend kein Problem.

Die Patienten absolvieren regelmäßige Leistungskontrollen innerhalb des Übungsprogramms und 1/4–1/2 jährl. leistungsphysiologische Tests.

Statistische Auswertungen einer über 5jährigen Praxis belegen eindeutig physische Leistungsverbesserungen bei Steigerung des subjektiven Wohlbefindens. Unter dem Aspekt einer Raucheranamnese wurde dieses Material bisher nicht ausgewertet, obwohl diese Daten erfaßt wurden, so daß ich hier nur ungenügende Erfahrungswerte mitteilen kann.

Der Sportmedizinische Dienst unterstützt aktiv die Organisierung und Durchführung des gesundheitssportlichen Trainings und trägt die Mitverantwortung für die inhaltliche Gestaltung der Arbeit im Gesundheitssport.

Die Arbeit des Sportarztes in diesen Sportgruppen ist vor allem gesundheitserzieherisch orientiert und widmet der Motivation zur gesunden Lebensweise besondere Aufmerksamkeit. In den Gruppen werden Bürger betreut, die durch ein regelmäßiges sportliches leistungsadäquates Training zeitweilige oder ständige Leistungseinschränkungen auszugleichen suchen. Hier bieten sich gute Voraussetzungen für die Motivation zur Verminderung der Risikofaktoren insbesondere der Schädigung durch Nikotin. Die Beratung des Arztes muß dem Patienten die Notwendigkeit eines regelmäßigen sportlichen Trainings für seine Gesundheit und die Verbesserung seiner Leistungsfähigkeit klar werden lassen und Vorurteile hinwegräumen, die vielfach noch durch mangelndes Wissen um die körperliche Belastbarkeit nach akuten oder chronischen Erkrankungen bestehen. Die Forderung nach Vermeidung der Schädigung durch das Rauchen als sinnvolle Prophylaxe, zur Unterstützung der medikamentösen Therapie und als Metaphylaxe werden von den Teilnehmern überwiegend sehr ernst genommen und ein positiver Einfluß auf das Gesundheitsverhalten läßt sich nachweisen.

Die Erweiterung des Personenkreises, der aktive gesundheitserzieherische Arbeit leistet, wird durch die Unterstützung bei der Übungsleiterausbildung durch das Zentrum für aktive Erholung und Gesundheitssport erreicht. Im Ausbildungskomplex Gesundheitserziehung und Sportmedizin wird fachliches

Grundlagenwissen vermittelt, das die künftigen Übungsleiter befähigen soll ihren Aufgaben und ihrer Verantwortung gerecht zu werden.

Wir sehen in der weiteren Popularisierung des Gesundheitssports eine wirksame Möglichkeit auf die Lebensgewohnheiten unserer Bürger Einfluß zu gewinnen und damit einen Beitrag zur Prävention gegen die durch Tabakmißbrauch verursachten Gesundheitsschäden zu leisten.

Für eine weitere effektive Gestaltung des Gesundheitssports leiten sich folgende Schlußfolgerungen ab:

1. Um die Voraussetzungen für die Bildung von Gesundheitssportgruppen zu verbessern und den Teilnehmerkreis zu erweitern, ist eine enge Zusammenarbeit mit den territorialen Einrichtungen des staatlichen Gesundheitswesens anzustreben.

2. Das theoretische Fundament ist kontinuierlich wissenschaftlich zu bearbeiten, damit das Spektrum der Anwendungsmöglichkeiten erweitert werden kann.

3. Um einheitliche Betreuungsprinzipien und Beurteilungskriterien durchzusetzen, sind die fachlichen Konsultationen zwischen den betreuenden Ärzten von Gesundheitssportgruppen mit den verantwortlichen Übungsleitern zu intensivieren.

W. Schwarz

Gesetzmäßigkeiten des Rauchverhaltens

Um eine gesellschaftliche Strategie zur Förderung des Nichtrauchens zu konzipieren, bedarf es der Einsicht in die Gesetzmäßigkeiten des Rauchverhaltens.

Gehen wir aus vom *Phänomen* Rauchen. Ein Blick in das Statistische Jahrbuch der DDR bestätigt unseren Eindruck: Von Jahr zu Jahr wird mehr geraucht. Der Pro-Kopf-Verbrauch an Zigaretten wächst nicht nur linear, sondern mit zunehmender Geschwindigkeit. Damit die trockene Statistik anschaulicher wird, stellen wir uns die in der DDR verkauften Zigaretten in ihrer Länge aneinandergereiht vor. Der jährlich konsumierte Zigarettenstrang reichte im Jahre 1960 etwa 36mal um den Äquator. 1965 waren es bereits 2 Äquatorlängen mehr. 1970 kamen 4 Äquatorlängen dazu. 1975 waren es noch einmal 6 Äquatorlängen zusätzlich. 1978 hatte sich der Jahresverbrauch innerhalb von nur 3 Jahren um weitere 8 Äquatorlängen erhöht. Aus 36 Äquatorlängen wurden innerhalb von knapp 20 Jahren 56!

Was sind die *Ursachen* dieser unübersehbaren Herausforderung an unser medizinisches Gewissen? Einen Anteil an dieser Entwicklung haben Veränderungen in der Altersstruktur unserer Bevölkerung, durch die sich die Zahl der potentiellen Raucher erhöht hat. Als potentielle Raucher gelten alle Einwohner, die das 15. Lebensjahr vollendet haben. Diese Festlegung ist inzwischen fragwürdig. Neueren Untersuchungen zufolge liegt der Beginn des regelmäßigen Rauchens zwischen dem Alter von 12 bis 14 Jahren. Die Anzahl der potentiellen Raucher hat nicht nur aus demografischen Gründen zugenommen, sondern auch deshalb, weil grundsätzliche Veränderungen in den Rauchgewohnheiten immer jüngere Altersgruppen in diesen Kreis einbeziehen. Der Begriff des potentiellen Rauchens schließt Kinder nicht mehr aus.

Der progressive Anstieg des Zigarettenverbrauchs ist im wesentlichen eine Folge veränderter Rauchgewohnheiten. Die Hauptmerkmale dafür sind:

- Es wird immer früher mit dem Rauchen begonnen. Rauchende Schüler in der 1. bis 3. Klasse sind keine Seltenheit mehr.
- Unter den Jugendlichen ab 9. Klasse aufwärts gibt es einen wesentlich höheren Anteil an Rauchern als unter den Erwachsenen.

- Die unter den älteren Generationen noch ausgeprägten Geschlechtsdifferenzen im Rauchverhalten sind bei den künftigen Erwachsenengenerationen völlig aufgehoben.
- Bei den jugendlichen Rauchern ist gegenüber früheren Generationen ein höherer individueller Tageskonsum feststellbar.

Aus dem veränderten Rauchverhalten der Heranwachsenden lassen sich die Rauchgewohnheiten künftiger Erwachsenengenerationen voraussagen. Noch über Jahrzehnte hinaus dürften mäßig rauchende Alterskohorten durch immer stärker rauchende Alterskohorten ersetzt werden. Die Ursachen für das derzeitige Ansteigen des Zigarettenverbrauchs sind auch in die Zukunft hinein wirksam.

Da wir die gegenwärtige Entwicklung der Rauchgewohnheiten mit ihren katastrophalen Folgen nicht als unabwendbares Schicksal beiseitetun können, müssen wir uns nun mit deren *Bedingungen* beschäftigen. Was treibt immer mehr Heranwachsende in den Bannkreis dieser gefährlichen Gewohnheit?

Für das Kind oder den Jugendlichen ist die Zigarette weniger ein Genußmittel als vielmehr ein Demonstrationsmittel. Mit ihrer Hilfe möchte der Heranwachsende überlegen, männlich und erwachsen erscheinen.

Bei der *Überlegenheit* geht es um den sozialen Stellenwert in einer Gemeinschaft; darum, ob einer als „King“ gilt oder zum „Plebs“ zählt.

Mit *Männlichkeit* ist die überzeugende Verkörperung der Geschlechterrolle gemeint. Wenn sich Mädchen mit ursprünglich männlichen Attributen schmükken, so möchten sie damit ihren Anspruch auf Gleichberechtigung ausdrücken.

Das *Erwachsensein* ist für den Jugendlichen der Ausdruck eines bewältigten Generationsproblems; seine Lösung aus der elterlichen Obhut mit all ihren Einschränkungen.

Woher hat die Zigarette ihren Symbolwert für Überlegenheit, Männlichkeit und Erwachsensein?

Die gesellschaftliche Bewertung des Rauchens und des Rauchers hat ihren Ursprung unter anderem in der historischen Entwicklung des Rauchverhaltens und in den gesellschaftlichen und sozialen Umständen, unter denen diese Gewohnheit gepflegt wurde.

Seit jeher drückte sich im Rauchen ein gesellschaftliches oder soziales Privileg aus. Wir erinnern uns an die Tabakkollegien feudaler Herrscher, an denen teilzunehmen ein Vorrecht engster Vertrauter war. Der Geruch des gemeinsam produzierten Rauches symbolisierte den Standesdünkel damaliger Zeiten.

Als sich das Rauchen durch den Einfluß kapitalistischen Profitstrebens zur Massengewohnheit entwickelte, blieb es zunächst ein Vorrecht der Männer. Es wurde dadurch zum Zeichen der bevorzugten Rolle des männlichen Geschlechts. Die Frau eroberte sich ihren Platz im gesellschaftlichen Leben und damit auch die Zigarette als ein Symbol ihrer Emanzipation. Für beide Geschlechter war nun das Rauchen der Ausweis ihres vollberechtigten gesellschaftlichen Status, schlechthin ein Zeichen des Erwachsenseins.

Die Grenze zwischen Kindheit und Erwachsenenalter ist nicht eindeutig. Unsicherheit der Erwachsenen in dieser Frage veranlaßt den Heranwachsenden oft dazu, sich seine Marksteine selbst zu setzen. Eine besondere Anziehungskraft geht von Privilegien der Erwachsenen aus, die dem Kind oder Jugendlichen noch vorenthalten bleiben. Besonders im Alter zwischen 14 und 16 Jahren sind dies das Rauchen und der Alkohol.

Da das Rauchen immer auch ein gesellschaftliches Vorrecht gegenüber bestimmten sozialen Gruppen ausdrückte, kam ihm die Bedeutung eines Prestigesymbols zu. Eine besondere Anziehungskraft übt es auf diejenigen aus, die sich ihrer gesellschaftlichen Rolle benachteiligt glauben und es auch oft sind.

Diese Erkenntnis machten sich kapitalistische Tabakmonopole in ihren Werbefeldzügen zunutze. Sie versprechen durch ihr Produkt ihren Kunden das, was der kapitalistische Staat der Mehrheit seiner Bürger vorenthält: Freiheit, Unabhängigkeit, Gleichberechtigung, gesellschaftliches Ansehen und soziale Geborgenheit. Die Zigarette dient dazu, Entbehrungen, Enttäuschungen, Befürchtungen und Ängste vergessen zu lassen. Deshalb wurde das Rauchen in den beiden Weltkriegen als ein Mittel zum Durchhalten besonders gefördert.

Soziale Unzufriedenheit ist der Nährboden, auf dem für die kapitalistischen Tabakkonzerne der Profit wächst. Kein Wunder also, wenn diese Konzerne sich angesichts der wachsenden Erkenntnisse über die Gesundheitsschäden durch Rauchen bei der Bevölkerung des eigenen Landes in ihren Bemühungen zunehmend auf Entwicklungsländer orientieren, in denen sie sich ein besonders fruchtbares Feld und eine reiche Ernte versprechen.

Unsere Gesellschaft hat die Bedingungen überwunden, die in der Vergangenheit die Ausbreitung des Rauchens gefördert haben: Das Profitstreben auf der einen Seite; soziale Ungleichheit, Existenzangst und Not auf der anderen. Wir besitzen also die günstigsten Voraussetzungen dafür, mit der Tradition des Rauchens zu brechen. Dennoch steigt der Zigarettenverbrauch in unserem Lande seit mehr als 20 Jahren mit stetig zunehmender Geschwindigkeit. Für diese Entwicklung sind der stark gestiegene Zigarettenkonsum bei Kindern, Jungendlichen und bei Frauen in erster Linie verantwortlich. Bei den Männern hat sich der Raucheranteil leicht vermindert.

Diese Entwicklung zwingt uns dazu, die Bedingungen für die Aufnahme des Rauchens durch die erwähnten sozialen Gruppen aufzuspüren und mit den Mitteln unserer sozialistischen Gesellschaft wirksam zu beeinflussen.

Rauchen ist ein sozial vermitteltes Verhalten. Es beruht nicht wie Essen und Trinken auf einem naturnotwendigen Bedürfnis. Für die Aneignung des Rauchens spielen verschiedene Umstände eine Rolle, die sich in der Lebensgeschichte des Menschen einprägen, um später verhaltenswirksam zu werden. Die Entwicklung beginnt mit dem verrauchten Wohnzimmer, an das sich der Säugling gewöhnen muß, denn es ist Teil seiner ihn schützenden Umwelt. Er genießt die liebevolle Zuwendung der Eltern, deren Mündern bei jedem freundlichen Wort ein markanter Geruch entströmt. Das für den Säugling so wichtige

Erlebnis physischer und sozialer Geborgenheit verknüpft sich zu diesem Zeitpunkt bereits mit der Wahrnehmung des Tabakrauches und seiner Gewöhnung an ihn.

Ebenfalls im Säuglingsalter beginnt die Erziehung zur Hygiene. Die Fürsorge der Eltern lehrt den jungen Erdenbürger sauber und schmutzig zu unterscheiden. Von der Einstellung und dem Verhalten der Eltern hängt es ab, ob das Kind schließlich den Tabakrauch als etwas Unsauberes und Unhygienisches wahrnehmen lernt.

Im Vorschulalter lebt sich das Kind durch das Rollenspiel in die Welt der Erwachsenen ein. Notwendiges Identifikationsmittel ist oft die Gestik des Rauchens.

Für das Schulkind gibt es unter gleichaltrigen und älteren Mitschülern eine reiche Auswahl rauchender Vorbilder, die zum Mitrauchen verleiten und später einen moralischen Zwang dazu ausüben.

Mit anderen Worten: Vom Säuglings- bis zum Schulalter kann das Kind von Umständen beeinflußt sein, die schon relativ früh eine latente Bereitschaft aufbauen, einmal und dann immer wieder zur Zigarette zu greifen.

Die Bereitschaft zum Rauchen wird nicht nur durch das Beispiel von Rauchern gefördert, obwohl von ihnen eine große Wirkung ausgeht. Wir müssen die Entwicklung auch von der sozialen Funktion des Rauchens her betrachten. Dabei knüpfe ich an das an, was ich bereits im historischen Rückblick angedeutet habe. Das Rauchen erscheint jeweils in Zusammenhang mit bestimmten sozialen Vorrechten und erhält damit die Bedeutung eines Prestigesymbols. Es übt eine besonders große Anziehungskraft auf diejenigen aus, die ihr Prestige in der Gemeinschaft gefährdet sehen. Prestigeprobleme treten vor allem in Bewährungssituationen auf, wie sie die Schule in vielfältiger Form anbietet.

Für die Bewährung im Unterricht hat die 5. Klasse eine besondere Bedeutung. In dieser Stufe wird der Fachunterricht eingeführt. Wer jetzt noch glaubt, allen Anforderungen „spielend" gerecht zu werden, wird enttäuscht werden. In dieser Situation meinen einige Schüler, ihr Ansehen in der Klasse durch Zigarettenrauch anstatt durch Leistung halten zu können. Tatsächlich gibt es in der 5. Klasse besonders unter den leistungsschwachen Schülern schon einige Raucher. Zahlreiche Untersuchungen zeigen übereinstimmend einen ausgeprägten Zusammenhang zwischen Leistungsnoten und dem Rauchverhalten. Unter leistungsstarken Schülern finden wir auffallend mehr Nichtraucher als unter leistungsschwachen. Diese Beziehung ist noch bis zum Ende der beruflichen Ausbildung sehr deutlich nachweisbar.

Ein weiterer entscheidender Schritt der Bewährung erfolgt im Zusammenhang mit der Jugendweihe. Das Kind tritt in das Erwachsenenleben ein. Der Heranwachsende befindet sich in einer zwiespältigen Situation. Er ist erwachsen, aber dennoch in gleicher Weise wie bisher von den Entscheidungen der Erwachsenen abhängig. Ging es bisher um das soziale Prestige des einzelnen, leistungsschwächeren Schülers gegenüber dem Klassenkollektiv, so handelt es sich nunmehr um das soziale Prestige der gesamten Altersgruppe gegenüber den Erwachsenen. Sicher ist das ein Grund dafür, warum zwischen dem 14. und 16. Lebensjahr das Rauchen von einer Einzelerscheinung zu einer Massengewohnheit wird.

Interessant ist, daß der Anteil der Raucher unter den Heranwachsenden bis etwa zur Vollendung des 16. Lebensjahres ansteigt und danach nahezu konstant bleibt. Bis zu diesem Zeitpunkt wirken offensichtlich die wesentlichsten das Rauchverhalten formenden Bedingungen. Sie sind fast ausnahmslos sozialer Natur. Erst später treten emotionale Motive für das Rauchen in den Vordergrund. Dazu gehören Langeweile, Ärger und Aufregung. Rauchen zur Konfliktbewältigung finden wir vorwiegend bei regelmäßigen Rauchern als eine Form der Abhängigkeit vom Nikotin, dessen Wirkung auf den Gefühlstonus bekannt ist.

Wenn uns bisher die Bedingungen beschäftigten, die zum Rauchen führen, so muß uns auf der anderen Seite interessieren, was einen Jugendlichen davor bewahren kann, ein Raucher zu werden.

Jugendliche Nichtraucher begründen ihre Einstellung nicht primär mit Gesundheitsschäden durch Rauchen. Meist wird die Ablehnung des Rauchens begründet mit: „Ich brauche es nicht“ oder „Ich habe kein Verlangen danach.“ Bei den meisten jugendlichen Nichtrauchern sind offensichtlich die sozialen Motive nicht wirksam, die andere zu Rauchern werden lassen. Wenn die Einstellung Jugendlicher gegen das Rauchen nicht primär auf der Furcht von Krankheiten aufbaut, sollten wir auch nicht versuchen, mit unserer Argumentation eine solche Furcht zu bewirken. Wichtiger scheint uns, mit den Jugendlichen über die sozialen Probleme zu sprechen, die bei einem großen Teil von ihnen das Rauchen motivieren. Wir sollten ihnen dabei helfen, die vielfältigen Probleme und Konflikte zu bewältigen, die ihnen auf dem Wege vom Kind zum Erwachsenen begegnen. Dazu müssen wir nicht in jedem Falle die Probleme selbst aus dem Wege räumen. Noch wichtiger ist es, die jungen Leute mit Verantwortungsbewußtsein, Entscheidungsfreude und Selbstvertrauen auszustatten und ihnen einen angemessenen Spielraum für eigene Entscheidungen zuzubilligen. Eine junge Persönlichkeit, die einen eigenen Standpunkt bezieht und behauptet und die sich von den Erwachsenen verstanden und akzeptiert fühlt, läßt sich von Gleichaltrigen mit geringerer Wahrscheinlichkeit zum Rauchen verführen als ein unsicherer und unfertiger junger Mensch. Die Förderung des Nichtrauchens steht somit in enger Beziehung zu den Zielen der kommunistischen Erziehung schlechthin. Wir brauchen selbstbewußte, aktive, allseitig interessierte und gebildete junge Menschen, die es nicht nötig haben zu rauchen.

Das Rauchen hat bei Kindern und Jugendlichen zunächst die Aufgabe, sozialen Erfolg zu erzielen, wo er sich auf natürlichem Wege nicht herbeiführen läßt. Gelingt es dem Heranwachsenden mit Hilfe der Zigarette, sich mit seiner sozialen Umwelt in Einklang zu bringen, so wird er sein Verhalten durchaus als gesund und normal ansehen. Hierin liegt ein wesentliches Problem der Gesundheitserziehung, das wir nicht übersehen sollten.

Für den Jugendlichen gibt es nichts Ungesünderes als eine soziale Außenseiterposition, die das Ansehen seiner Person in Frage stellt. Das Ausgestoßensein kann durchaus zu einer psychischen und sozialen Fehlentwicklung beitragen.

Wenn der Heranwachsende mit Hilfe der Zigarette einen Ausweg aus einer für ihn ungesunden sozialen Position sucht, dürfte es hoffnungslos sein, ihn mit Gesundheitsschäden durch Rauchen zu beeindrucken.

Gesundheitsschäden durch Rauchen offenbaren sich in der Regel erst im Erwachsenenalter. Deshalb müßten den Erwachsenen solche Argumente näher liegen als Kindern und Jugendlichen. Wenn aber viele Erwachsene selbst gegen die von ihnen vertretenen Standpunkte handeln, so muß deren Wirkung auf die heranwachsende Generation von vornherein verpuffen. Auf das körperliche Wohlbefinden gerichtete Argumente wirken ohnehin bei Jugendlichen schwächer als bei Erwachsenen. Wenn sich Jugendliche um ihre Gesundheit Sorge machen, so geht es ihnen in erster Hinsicht um ihr soziales Wohlbefinden. Sie sind interessiert daran, in voller Übereinstimmung mit den von ihrer Generation vertretenen sozialen Normen zu leben. Es ist daher nötig, das Nichtrauchen zu einer Sache der Jugendlichen selbst und zu einer von ihnen anerkannten Verhaltensnorm zu machen. Wir haben uns vorgenommen, in den nächsten 10 bis 20 Jahren die Voraussetzungen für ein systematisches Absinken des Tabakkonsums zu schaffen. Dazu ist aber erforderlich, das Rauchverhalten der Heranwachsenden radikal zu verändern, also die Einstellungen und Haltungen der jungen Generation zum Rauchen grundlegend zu beeinflussen. Wir wissen, wie schwer das sein wird und welches gesellschaftliche Engagement dafür aufzubringen ist. Es ist erforderlich, im Verlaufe des gesamten Erziehungs- und Bildungsweges von Geburt an auf die Herausbildung hygienischer, ästhetischer und moralischer Einstellungen und Verhaltensweisen in einer Weise Einfluß zu nehmen, die später zwangsläufig zu einer ablehnenden Haltung dem Rauchen gegenüber führt. Dazu ist ein sachkundiges Zusammenwirken von Eltern, Mitarbeitern des Gesundheits- und Sozialwesens, Lehrern, Erziehern und Funktionären gesellschaftlicher Organisationen erforderlich. Sachkunde allein nützt jedoch wenig, wenn sie nicht ehrlich und glaubhaft dargebracht wird. Hierbei ist das gute Beispiel der Erzieher von besonderer Bedeutung. Aber selbst ein Raucher kann glaubhaft wirken, wenn er nicht versucht, sein Verhalten mit Scheinargumenten zu rechtfertigen, sondern es als eine persönliche Schwäche eingesteht.

Wir betrachten den Schutz der Kinder und Jugendlichen vor den Gefahren des Rauchens als ein dringendes und unaufschiebbares Anliegen. Was wir heute dabei versäumen, wird sich in späteren Erwachsenengenerationen als bitteres Erbe einer hinreichend sachkundigen, aber noch unentschlossenen Epoche erweisen. Diesem Vorwurf dürfen wir uns unter keinen Umständen aussetzen.

J. Goldberg

Die Förderung des Nichtrauchens bei Kindern und Jugendlichen

Die Erziehung von Kindern und Jugendlichen zum Nichtrauchen wird in einer Vielzahl von Publikationen des In- und Auslandes schon seit Jahren gefordert. Diese Forderung ergibt sich einerseits aus den bekannten Spätschäden des chronischen Tabakmißbrauchs, andererseits aus der zunehmenden Zahl jugendlicher Raucher und der zu beobachtenden besorgniserregenden allgemeinen Vorverlagerung des Rauchbeginns in immer jüngere Altersgruppen. Wir sind uns alle einig darin, daß im Interesse der Erhaltung von Gesundheit und Leistungsfähigkeit unserer zukünftigen Erwachsenen aktiv eingewirkt werden muß auf die Erziehung der jungen Menschen zum Nichtrauchen, denn die Einstellung dazu ergibt sich nicht im Selbstlauf. Dieser aktiven Einflußnahme stehen wir aber zu einem großen Teil noch recht hilflos gegenüber. Teilweise herrscht in weiten Gesellschaftskreisen noch der Streit vor, wer die führende Rolle in diesem Erziehungsprozeß wahrzunehmen hat, ob Ärzte, Eltern, Lehrer oder andere gesellschaftliche Kräfte; andererseits wissen wir oft nicht, mit welchen Methoden und Argumenten wir die Kinder und Jugendlichen am besten erreichen. Die Kenntnisvermittlung über gesundheitliche Folgen des frühzeitigen Tabakmißbrauchs ist zwar notwendig, mit dieser Kenntnisvermittlung allein läßt sich aber der frühzeitige Rauchbeginn nicht verhindern. Kinder haben in der Regel noch keine eigene Beziehung zu Gesundheit und Krankheit. Sie beobachten aber sehr aufmerksam ihre Umwelt und damit auch eine Reihe von Personen, die rauchen und sich scheinbar einer guten Gesundheit erfreuen. Wenn wir die Kinder dazu motivieren wollen nicht zu rauchen, sind drei Dinge notwendig:

1. Die angemessene erzieherische Einflußnahme seitens aller Personen, die mittelbar oder unmittelbar am Gesamterziehungsprozeß beteiligt sind.

2. Die Herausarbeitung von Argumenten für das Nichtrauchen, die für die Kinder und Jugendlichen unmittelbar spürbar sind. Dazu gehört auch das Herantragen dieser Argumente in einer jugendgemäßen Form.

3. Die allmähliche Änderung der rauchenden Umwelt durch eine entsprechende öffentliche Abwertung des Rauchens mit Hilfe der Massenmedien.

Bei der erzieherischen Einflußnahme auf die Rauchgewohnheiten von Kindern und Jugendlichen kommt zweifellos dem Elternhaus eine entscheidende

Rolle zu. So haben von mehr als 600 16jährigen nichtrauchenden Schülern von polytechnischen Oberschulen der Städte Schwedt und Halle-Neustadt auf die Frage, wer ihrer Meinung nach am meisten Einfluß darauf genommen hatte, daß sie bislang Nichtraucher geblieben waren, 83% die Eltern angegeben.

80% aller in der gleichen Studie befragten 1520 16jährigen Schüler waren der Meinung, daß in ihrer Altersgruppe mehr für das Nichtrauchen getan werden sollte. Sie erwarten eine Hilfestellung dazu in erster Linie von den Eltern (80%), in zweiter Linie von einem Arzt (68%). An dritter Stelle folgen mit 55% Presse, Funk und Fernsehen. 28% aller Schüler erwarten eine solche Hilfestellung auch vom Lehrer. Über die gleiche Rangfolge berichtete WILDE schon 1975.

Aus diesen Zahlen darf nicht geschlußfolgert werden, daß die Erziehung der Kinder zum Nichtrauchen ausschließlich Angelegenheit der Eltern wäre. Erfahrungsgemäß ist ein Teil der Eltern nicht in der Lage, ihren Kindern in geeigneter Weise bei der Entscheidungsfindung zur Frage „Rauchen oder Nichtrauchen" zur Seite zu stehen. Sie benötigen dazu die Unterstützung der Lehrer und/oder der Ärzte. Lehrer sind wiederum gut beraten, sich der Unterstützung durch Ärzte zu versichern, um die so erworbenen Kenntnisse den Kindern, aber auch den Eltern weitervermitteln zu können.

Auf der Basis dieser Überlegungen wurde in Schwedt von 1973 bis 1979 ein Programm zur Beeinflussung der Rauchgewohnheiten bei Schülern der Klassenstufe 8–10 entwickelt, dessen Schwerpunkt die verstärkte Einbeziehung von Eltern und Lehrern war.

Um Eltern und Lehrer zur besseren Einflußnahme zu motivieren und sie dazu befähigen zu können, wurden in allen 8. Klassen aller Schulen in Schwedt Elternversammlungen und in allen Lehrerkollegien Veranstaltungen durchgeführt, in denen Eltern und Lehrer über die Bedeutung des Rauchens bei Jugendlichen über seine Ursachen und über die Folgen informiert wurden. Gleichzeitig wurde ihnen das Ergebnis einer vorherigen anonymen schriftlichen Befragung der Schüler der jeweiligen Klasse bzw. Schule mitgeteilt. Hauptanliegen dieser Veranstaltungen war es, den unmittelbar für die Erziehung verantwortlichen Personen Argumente für das Nichtrauchen bei Jugendlichen zu vermitteln, um dadurch Voraussetzungen für ein möglichst einheitliches erzieherisches Vorgehen zu schaffen. Die Eltern wurden dazu aufgefordert, dem Problem des Rauchens auch bei den noch nicht rauchenden Kindern mehr Aufmerksamkeit zu schenken und sich wiederholt – möglichst unaufdringlich – mit ihren Kindern darüber zu unterhalten. Den Lehrern verschiedener Fachdisziplinen waren Materialien zur Berücksichtigung der Thematik im Mathematik-, Deutsch-, Fremdsprachen- und Zeichenunterricht übermittelt worden, die im Verlauf der Klassenstufen 8–10 eingesetzt werden sollten, zum großen Teil auch eingesetzt worden sind.

Neben der Einflußnahme über Eltern und Erzieher wurde seitens des Arztes im Rahmen des Biologie-Unterrichts auch ein direkter Kontakt zu den Jugendlichen aufgenommen, der in der Regel mit einer sehr lebhaften Diskussion endete.

Die Analyse der Ergebnisse des geschilderten systematischen komplexen und längerfristigen Vorgehens läßt folgende Aussagen zu:

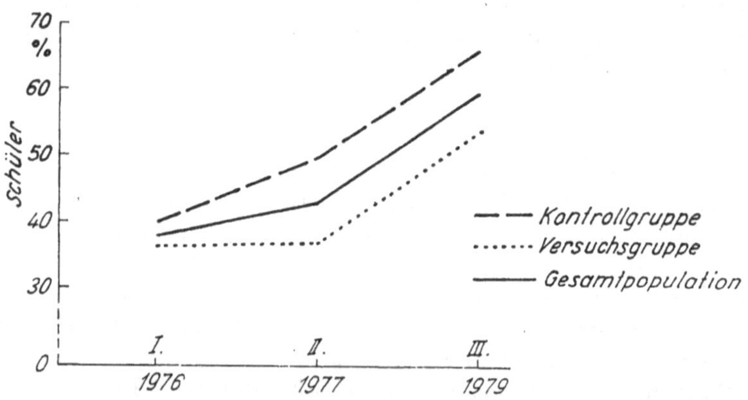

Abb. 1 Entwicklung des Rauchens bei 13- bis 16jährigen Schülern in Schwedt und Halle-Neustadt 1976–1979 ($n = 1520$)

1. Die Rauchgewohnheiten junger Menschen lassen sich günstig beeinflussen. Während der Anteil der Raucher unter den 13/14jährigen Schülern in Schwedt und Halle-Neustadt anfangs nahezu gleich war (36%/40%), bestand am Ende des 10. Schuljahres ein deutlicher Unterschied zwischen beiden Gruppen: In der Versuchsgruppe waren 54%, in der Kontrollgruppe jedoch 66% rauchende Schüler zu verzeichnen (Abb. 1). Besonders auffällig war das Ergebnis bei den regelmäßig rauchenden Schülern, die definiert werden als Raucher, die mindestens 1 Zigarette pro Tag regelmäßig verbrauchen. Betrug deren Prozentsatz zu Beginn des 8. Schuljahres in beiden Gruppen etwa 6%, so lag er am Ende des 10. Schuljahres in Schwedt bei 22%, in Halle-Neustadt jedoch bei 42% (Abb. 2).

2. Wir konnten nachweisen, daß der größte Einfluß in beiden Schülergruppen von den Eltern ausgegangen war, daß in der Versuchsgruppe der Anteil der einflußnehmenden Personen aber deutlich größer war als in der Kontrollgruppe.

3. Bestimmte Verhaltensweisen von Eltern, die dazu angetan sein können, die Motivation ihrer Kinder zum Rauchen zu beeinflussen, lassen sich nach-

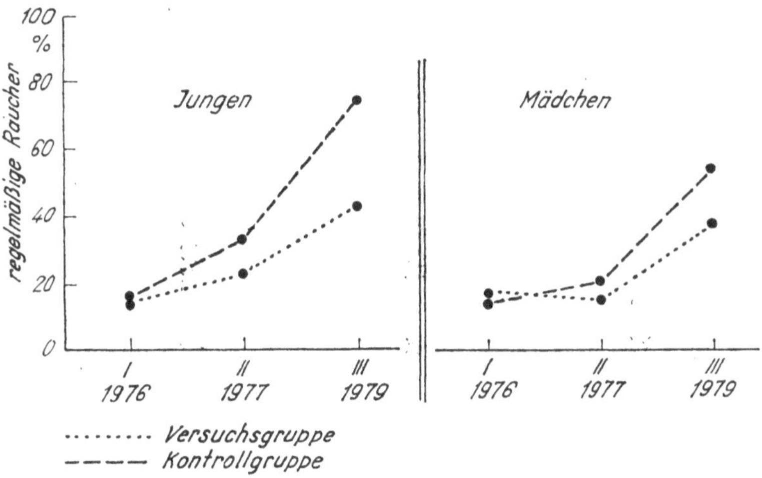

Abb. 2 Entwicklung des regelmäßigen Rauchens bei allen rauchenden Jungen und Mädchen in Schwedt und Halle-Neustadt 1976–1979 (Alter 13/14 bis 16 Jahre)

weislich ändern, wenn man die Eltern auf solche Fehlverhaltensweisen aufmerksam macht. Dies gilt z. B. für die Korrelation zwischen Höhe des Taschengeldes und den Rauchgewohnheiten der Kinder, zwischen der erzieherischen Reaktion der Eltern auf das Rauchen sowie dem Zigarettenangebot durch Eltern.

Beziehungen zwischen Höhe des Taschengeldes und der Intensität des Rauchens sind schon seit längerem bekannt, sie ließen sich auch in unseren Untersuchungen bestätigen (Abb. 3). Die Eltern der Versuchsgruppe waren auf diesen Zusammenhang hingewiesen und um entsprechende Beachtung gebeten worden. Es ließ sich nachweisen, daß wenigstens ein Teil der Eltern diese Hinweise beachtet hatte, so daß 16jährige Schüler in der Versuchsgruppe nicht in einem so hohen Prozentsatz höhere Taschengeldbeträge erhielten wie in der Kontrollgruppe (Abb. 4).

Wiederholtes Zigarettenangebot von Eltern an ihre minderjährigen Kinder fanden wir in beiden Untersuchungsgruppen anfangs gleich häufig, später in der Versuchsgruppe deutlich seltener als in der Kontrollgruppe (Abb. 5).

Die Intensität des Zigarettenkonsums wird bei Kindern außer von den Rauchgewohnheiten der Eltern selbst weitgehend mit beeinflußt von der Art und Weise der erzieherischen Reaktion der Eltern auf das Rauchen ihrer Kinder (Abb. 6).

Erzieherisch positiv reagierende Eltern haben deutlich weniger regelmäßig rauchende Kinder als negativ reagierende Eltern. Diese Aussage trifft selbst auch für rauchende Eltern zu. Rauchende Eltern haben insgesamt mehr regel-

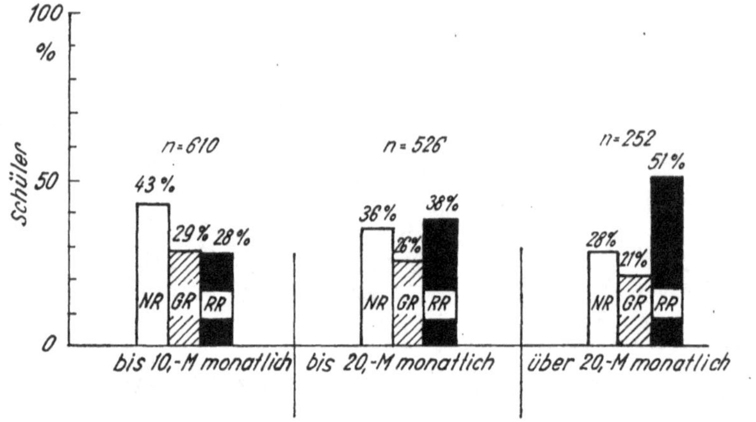

Abb. 3 Beziehungen zwischen Taschengeld und Rauchgewohnheiten bei 16jährigen Schülern (1979)

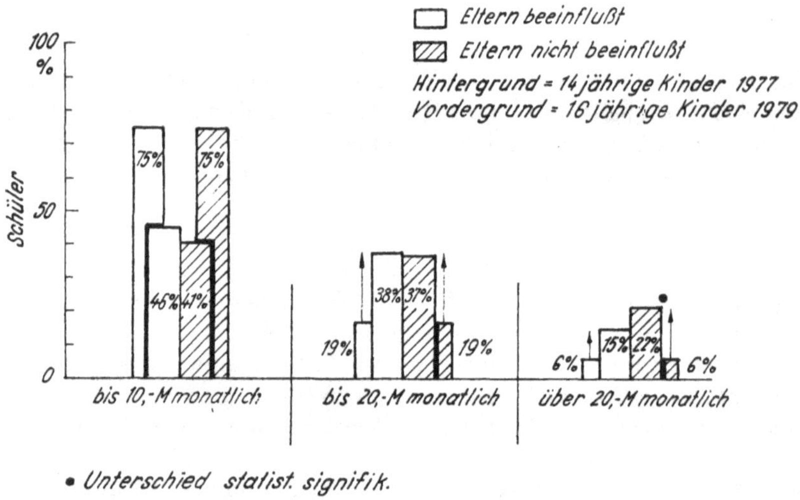

Abb. 4 Höhe des Taschengeldes bei 14- bzw. 16jährigen Schülern von beeinflußten und nicht beeinflußten Eltern (1977/1979)

mäßig rauchende Kinder als nichtrauchende Eltern. Bei den rauchenden Eltern, die versuchen, ihre Kinder zum Nichtrauchen zu motivieren, finden wir aber im Vergleich zur Gesamtgruppe der rauchenden Eltern ebenfalls weniger regelmäßig rauchende Kinder.

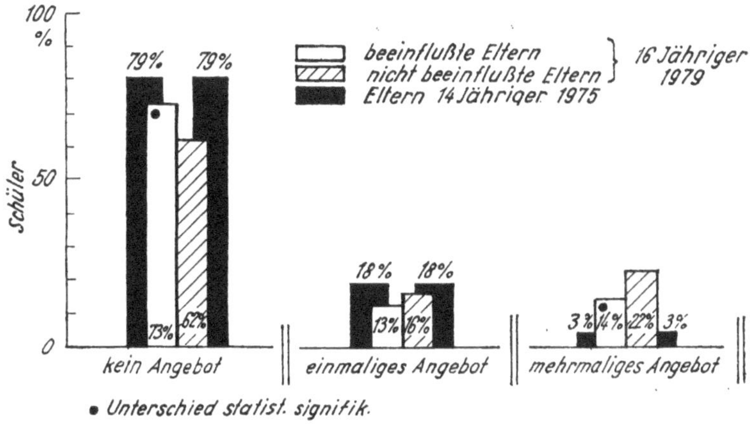

Abb. 5 Zigaretten-Angebot von Eltern an ihre 14- bzw. 16jährigen Kinder (1979) $n = 1520$

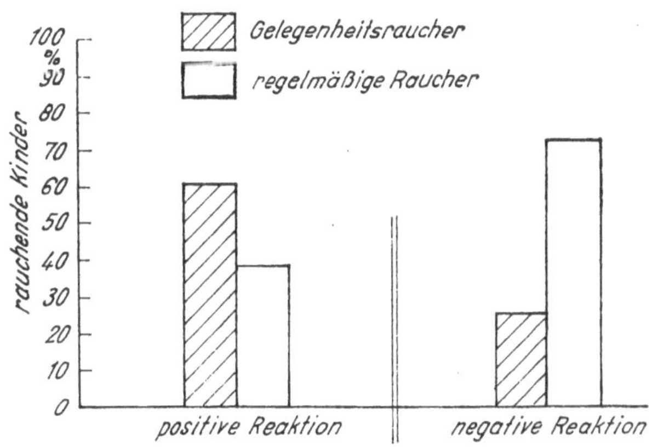

Abb. 6 Intensität des Rauchens 16jähriger Kinder in Beziehung zur Reaktion ihrer Eltern auf das Rauchen

Bei unserer Abschlußanalyse konnten wir feststellen, daß in Schwedt insgesamt mehr Eltern positiv reagierten als in Halle-Neustadt, wo die Entwicklung positiver erzieherischer Reaktionen eine fallende Tendenz erkennen ließ (Abb. 7).

Aus unseren bisherigen Untersuchungen lassen sich folgende Schlußfolgerungen ableiten:

1. Die Entwicklung der Kinder zu Rauchern oder Nichtrauchern darf nicht weiterhin dem Selbstlauf überlassen bleiben. Die Erziehung zum Nichtrauchen muß umgehend zu einem selbstverständlichen Bestandteil der Gesamterziehung

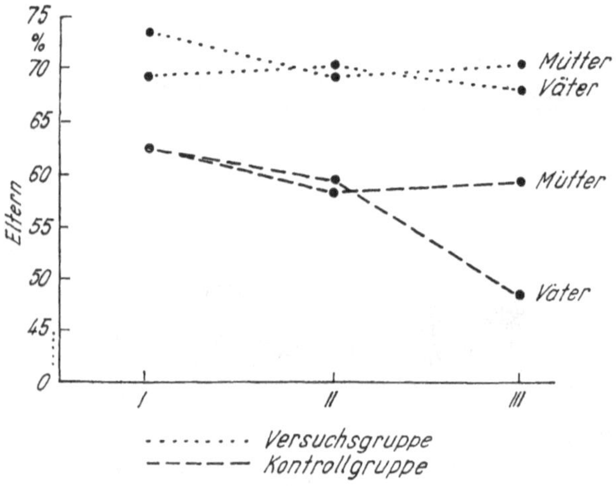

Abb. 7 Entwicklung positiver Reaktionen von Vätern und Müttern auf das Rauchen ihrer 13/14- bis 16jährigen Kinder

innerhalb und außerhalb der Schule werden. Diese Aufgabe darf nicht nur auf dem Papier stehen.

2. Die Erziehung zum Nichtrauchen ist dann erfolgversprechend, wenn sich alle mittelbar und unmittelbar an der Erziehung beteiligten Personen gleichermaßen dafür verantwortlich fühlen und versuchen dieser Verantwortung auch in einer jugendgemäßen Art gerecht zu werden. Das schließt auch ein, daß sich alle Lehrer und Erzieher um entsprechende Argumente bemühen müssen. Die besten Ergebnisse sind dort zu verzeichnen, wo es gelingt, die Jugendlichen selbst in einer aktiven Auseinandersetzung als Mitstreiter zu gewinnen.

3. Wenn unsere bisherigen Untersuchungen auch ein positives Resultat erkennen ließen, obwohl wir erst bei den Schülern der 8. Klassen aktiv geworden sind, so muß eingeschätzt werden, daß mit der Erziehung zum Nichtrauchen viel früher begonnen werden muß. Die ersten Rauchversuche erfolgen zum gegenwärtigen Zeitpunkt in größerem Maße schon in der 5. Klasse. 30% von 380 15jährigen Schülern, die im Rahmen unserer Studie zu diesem Themenkomplex befragt worden waren, wiesen auf diese Beobachtung und ihre entsprechenden Konsequenzen hin.

4. Mitarbeiter des Gesundheitswesens sollten sich nicht länger der Aufgabe verschließen, mitzuhelfen bei der Erziehung unserer Kinder und Jugendlichen zu gesundheitsförderndem Verhalten als einem Teil des vorbeugenden Gesundheitsschutzes. Lehrer und Erzieher brauchen dazu unsere Hilfe, wir sollten sie ihnen nicht länger vorenthalten. Allerdings muß ein großer Teil der Mitarbeiter des Gesundheitswesens zur Wahrnehmung dieser Aufgabe erst noch vorbereitet werden. Entscheidende Fortschritte können nur dann erreicht werden, wenn alle bereit sind, ohne Kompetenzstreitigkeiten an dieser Aufgabe mitzuwirken.

H. Landmann

Förderung des Nichtrauchens in der Öffentlichkeit – einschließlich Betrieben

Obwohl jedermann über die gesundheitsschädigende Wirkung des Rauchens mehr oder weniger Bescheid weiß, wird das Rauchen noch immer in der Öffentlichkeit - mit nur wenigen Einschränkungen - als ein quasi normales oder zumindest nicht anstößiges Verhalten hingenommen.

Darin liegt eine Inkonsequenz, die sich hauptsächlich aus der historischen Entwicklung des Rauchens von einem Standesprivileg zur Massengewohnheit erklären läßt. Mit den ständig wachsenden wissenschaftlichen Erkenntnissen und der Durchdringung unseres täglichen Lebens mit wissenschaftlich begründeten Verhaltensweisen ist die Zeit herangereift, um endgültig das Nichtrauchen als das gesundheitsbewußte normale Verhalten auch in der Öffentlichkeit durchzusetzen. Daß das möglich und realisierbar ist, hat das Verkehrswesen bereits demonstriert.

Das Gutachten zum Tabakproblem in der DDR, welches das Präsidium des Nationalen Komitees für Gesundheitserziehung der Öffentlichkeit im Oktober 1978 übergab, hat den Hauptweg zur Überwindung des Rauchens als Massengewohnheit definiert als den systematischen Ausbau all jener Bedingungen, durch die das Nichtrauchen gefördert wird und einer darauf gerichteten systematischen, intensiven und differenzierten Aufklärungs- und Erziehungsarbeit, die der Spezifik dieser Problematik gerecht wird. Das Nationale Komitee für Gesundheitserziehung stellt dabei besonders heraus, daß in Betrieben und Einrichtungen, insbesondere des Gesundheitswesens, des Bildungswesens, des Handels, der Kultur und des Verkehrswesens durch angemessene Verhaltensforderungen und deren Kontrolle das Nichtrauchen generell durchgesetzt und das Rauchen auf Räume, in denen es ausdrücklich gestattet ist, beschränkt werden soll.

Unter den drei Hauptrichtungen der Arbeit zur Prophylaxe von Gesundheitsschäden durch Rauchen steht der Schutz der Kinder und Jugendlichen vor der Gefährdung durch Rauchen an erster Stelle. Wir stellen jedoch fest, daß in zunehmendem Maße selbst Kinder und Jugendliche in der Öffentlichkeit rauchen. Hier ist also noch viel zu tun, wobei wir zugeben müssen, daß die Aktivitäten auf gesundheitserzieherischem Gebiet gegenüber der Jugend als vorrangige Aufgabe nicht nur der Organe der Volksbildung anzusehen sind, sondern daß ebenso die Jugendorganisation, die Armee, das Gesundheitswesen, der Handel, die Kultur und alle Erzieher, d.h. einschließlich der Eltern eine große Verantwortung mittragen.

Als zweite Hauptrichtung ist vom Nationalen Komitee die Verhütung gesundheitlicher Schädigungen und Belästigungen durch Rauchen in Betrieben und Einrichtungen deklariert. Es heißt im Gutachten dazu: Die wesentliche gesetzliche Grundlage um die Problematik Rauchen aus der Sicht des Arbeits-, Gesundheits-, Brandschutzes sowie im Hinblick auf die Erziehung zu einer gesunden Lebensführung in die Leitungstätigkeit einzubeziehen, sind die entsprechenden Festlegungen im Arbeitsgesetzbuch. Hier sind eindeutige Festlegungen in den §§ 201–203, 211, 213 und 189 hinsichtlich der Verantwortung des Betriebsleiters für die Schaffung gesundheitsfördernder Arbeitsbedingungen und für die Erziehung zu gesunder Lebensführung enthalten. Im Zusammenhang mit den Richtlinien für die jährliche Ausarbeitung der Betriebskollektivverträge liegt es nahe und ist es dringend zu empfehlen, im Sinne dieser Richtlinie und auf der Grundlage des Arbeitsgesetzbuches wirksame Schritte zur Förderung des Nichtrauchens in allen Betrieben der Volkswirtschaft zu unternehmen, wobei Rauchverbote, wie sie bei Brand- oder Explosionsgefahr selbstverständlich sind, in Betrieben mit Schadstoffexposition kaum zu umgehen sind. Zumindest wäre als erster Schritt das Rauchen auf bestimmte, gut zu belüftende Räume, sogenannte Raucherinseln, zu beschränken. Zahlreiche wissenschaftliche Untersuchungen haben ergeben, daß bestimmte inhalierte Inhaltsstoffe des Tabakrauchs, vor allem Phenole und Aldehyde, eine eindeutige Lähmung und auf die Dauer Zerstörung des mukoziliären Abwehrapparates der Bronchialschleimhaut bewirken. Das heißt aber auch, daß alle über die Atemwege wirkenden beruflich bedingten Noxen, speziell Stäube wie Asbest, Silizium, Chrom, in ihrer pathogenen Wirkung verstärkt werden. Noch anders gesagt, Rauchen in Betrieben mit inhalierbaren Schadstoffen begünstigt die dort spezifischen Berufskrankheiten. Das kann man nicht noch länger tolerieren. Es gibt auch eine TGL Nr. 22310/1 über zulässige Konzentration gesundheitsschädlicher Stoffe in der Luft am Arbeitsplatz, die auch die MAK-Werte für Kohlenoxid (CO) und Nikotin festlegt und den Betrieb zur Kontrolle und Beseitigung dieser Schadstoffe verpflichtet. Leider ist die Kontrolle der zulässigen Konzentration von Kohlenmonoxid und Nikotin in der Raumluft nicht einfach. Es gibt aber Erfahrungswerte, die für praktische Schritte oft ausreichend sind. In einem Raum von etwa 40 m^3, also ein Raum von $3 \times 4 \times 3$ m, führt bereits das gleichzeitige Rauchen von 2–3 Zigaretten zu Konzentrationen von Nikotin, die den MAK-Wert überschreiten. Beim Kohlenmonoxid wird der MAK-Wert bei 2–3 Zigaretten pro m^3 überschritten. Das ist beim Rauchen im geschlossenen PKW, in Krankabinen und ähnlichen kleinen Räumen ohne weiteres möglich. An Hand von Einzelfällen kann eingeschätzt werden, daß durch das Rauchen im PKW, vor allem natürlich am Steuer schon beim Anzünden der Zigarette, eine große Zahl von Verkehrsunfällen bedingt ist. Es gibt sogar eine diesbezügliche Arbeitsschutz- und Brandschutzanordnung Nr. 361/3 vom 15. 12. 1977, in der festgelegt ist, daß in Kraftfahrzeugen beim Passieren geschlossener Ortschaften nicht geraucht werden darf. Offenbar wissen unsere Kraftfahrer und unsere Verkehrspolizei wenig davon. Praktisch wirksam geworden ist aber erfreulicherweise – wenigstens ziemlich weitgehend – die Personenbeförderungsordnung vom 18. März 1976, die das Rauchen in Taxis verbietet. Das gute Beispiel des Verkehrswesens wurde bereits erwähnt. Das Nichtrauchen in den öffentlichen Nahverkehrsmitteln hat sich schnell eingeführt und ist eine Selbstverständlichkeit geworden. Allerdings der Anteil der Nichtraucherabteile in den Fernzügen ist offensichtlich noch unzureichend und sollte *schrittweise* aber nicht drastisch, wie das von Prof. STEINBRÜCK erwähnte Beispiel zeigt, weiter erhöht werden. Dabei ist das eigenartige Phänomen festzustellen, daß selbst viele Raucher Platzkarten in Nichtraucherabteilen verlangen. Offenbar wollen sie von dem ausgeatmeten Rauch der anderen Raucher nicht belästigt werden. Hier scheint auch eine Lücke in der individuellen Konsequenz mancher Raucher zu bestehen. Immerhin scheint mir, daß doch das Fragen nach der Erlaubnis zum Rauchen im Zunehmen begriffen ist.

Nach diesen mehr allgemeinen Hinweisen zum Rauchen in Betrieben, besonders Produktionsbetrieben, gestatten Sie mir, einige Betriebe und Einrichtungen herauszugreifen, auf die es uns in der Einschränkung der Gesundheitsschäden vor allem ankommt.

Da wären in erster Linie die Schulen und Ausbildungseinrichtungen, zu denen wir auch die Nationale Volksarmee zählen, zu nennen. Hier müssen entscheidende Schritte getan werden und hier muß das gesamtgesellschaftliche Engagement voll wirksam werden. Dazu ist noch viel Überzeugungs- und Erziehungsarbeit, vor allem bei den Erziehern selbst zu leisten. In der Zusammenarbeit zwischen Gesundheitswesen und Volksbildung gibt es einige gute Beispiele, meist aber sind es kaum erste Anfänge, vor allem auf zentraler Ebene.

Betrachten wir aber einmal genauer das Gesundheitswesen selbst. Das Gutachten zum Tabakproblem mit den darin aufgezeigten Wegen und Richtungen der Prophylaxe, welches von den am meisten von der Problematik betroffenen medizinisch-wissenschaftlichen Gesellschaften und dem Rat für Planung und Koordinierung der medizinischen Wissenschaft mit getragen wurde, ist bereits vor mehr als 4 Jahren vom Kollegium des Ministeriums für Gesundheitswesen mit Zustimmung zur Kenntnis genommen worden. Nach der 4. Tagung des Nationalen Komitees im Oktober 1978 gingen vom Minister für Gesundheitswesen wichtige Initiativen aus, die vor allem in zusätzlichen Informationen für den Vorsitzenden des Ministerrates und die anderen Ministerbereiche bestanden und dort zu einigen Aktivitäten führten, die aber noch unkoordiniert und unzureichend sind.

Auf dem Weltgesundheitstag am 7. April 1980 unter dem Motto „Rauchen oder Gesundheit“ gab der Minister für Gesundheitswesen die Grundsätze des weiteren Vorgehens an.

Von besonderer praktischer Bedeutung für die Einrichtungen des Gesundheits- und Sozialwesens ist der an alle Leiter dieser Einrichtungen gerichtete Offene Brief des Ministers für Gesundheitswesen. Auf der Grundlage der Feststellungen des Gutachtens des Nationalen Komitees für Gesundheitserziehung über die gesundheitspolitische Bedeutung der vielfachen ernsten organischen Schädigungen durch das Rauchen und die besondere gesundheitserzieherische Verantwortung der Mitarbeiter des Gesundheits- und Sozialwesens fordert der Minister alle Leiter und Mitarbeiter auf

1. am Arbeitsplatz und in Räumen, die Patienten oder der Öffentlichkeit zugänglich sind, nicht zu rauchen und sich mit Verletzungen dieses Gebotes kritisch auseinander zu setzen,
2. alle Möglichkeiten zu nutzen, Patienten, die Raucher sind, für das Nichtrauchen zu motivieren und ihnen wirksame Unterstützung bei der Entwöhnung zu geben oder zu vermitteln,
3. die Raucherproblematik in die gesundheitspropagandistische Arbeit einzubeziehen und den Leitern der Staats- und Wirtschaftsorgane sowie den für den Erziehungsprozeß auf allen Ebenen Verantwortlichen einschließlich der Massenmedien bei der Herausbildung einer den wissenschaftlichen Erkenntnissen entsprechenden konsequenten Haltung zum Rauchen und Nichtrauchen zu helfen.

Der Minister weist abschließend daraufhin, daß die medizinischen Hoch- und Fachschulkader die notwendige Haltung zur Minderung der Gesundheitsschäden durch Rauchen einnehmen und dies durch ihr persönliches Beispiel beweisen, daß unsere jungen und die zukünftigen Mitarbeiter, die Studierenden an den Hoch- und Fachschulen dahingehend beeinflußt und erzogen werden, daß sie nicht mit dem Rauchen beginnen oder – falls sie schon Raucher sind – das Rauchen wieder einstellen.

Der Minister erwartet, daß nunmehr verstärkt dafür Sorge getragen wird, daß Gesundheitsschäden durch Rauchen mit einheitlichen und abgestimmten Maßnahmen der staatlichen Organe und gesellschaftlichen Organisationen in vertrauensvoller Zusammenarbeit mit den Bürgern der DDR wirksamer begegnet wird. –

In zahlreichen Einrichtungen des Gesundheits- und Sozialwesens ist der Offene Brief des Ministers mit den Mitarbeitern ausgewertet worden, aber durchaus nicht in allen Einrichtungen und nicht immer mit praktischen Konsequenzen. Die praktischen Auswirkungen sind unterschiedlich und bedürfen dringend der Kontrolle. Der Appell des Ministers an die Verantwortung der Mitarbeiter des Gesundheitswesens darf nicht verhallen, sondern soll Initiativen auslösen, die sich in konkreten und kontinuierlich gesteigerten Maßnahmen niederschlagen. Die Ärzte und Schwestern vor allem könnten ihre

Überzeugungskraft in der Gesundheitserziehung der Patienten und bei der Prophylaxe der Tabakschäden durch ihr eigenes gutes Beispiel erheblich stärken und damit ihrer eigenen Gesundheit erheblich nutzen.

Neben den Schwerpunktbereichen Volksbildung und Gesundheitswesen für den Kampf gegen die Gesundheitsschäden durch das Rauchen gibt es noch eine ganze Reihe anderer in der Öffentlichkeit wirksamer Bereiche, die unbedingt erfolgversprechende Maßnahmen im Interesse der Volksgesundheit einleiten müssen.

Im Gaststättenwesen können die Nichtraucher-Gaststätten oder die rauchfreien Zeiten in Speiselokalen noch weiter ausgedehnt werden.

Im Handel sollte die Verordnung zum Schutze der Kinder und Jugendlichen vom März 1969 hinsichtlich der Abgabe von Tabakwaren an Jugendliche unter 16 Jahren wirklich konsequent durchgesetzt werden. Außerdem sollten Tabakwaren nicht zur Werbung verwendet und ihr Verkauf nicht in die Umsatzprämie einbezogen werden.

Die Tabakindustrie sollte sich endlich bereitfinden, zumindest die vom Lebensmittelgesetz geforderte Deklaration von Schadstoffen wenigstens in pauschaler Form, verbunden mit einem gesundheitserzieherischen Hinweis über die Schädlichkeit des Rauchens auf allen Tabakwaren-Packungen anzubringen. Die Massenmedien haben sicher ihre gesundheitserzieherischen Aktivitäten besonders in diesem Jahr vor und nach dem Weltgesundheitstag erheblich verstärkt, aber eine bessere Kontinuität wäre hier wünschenswert.

Die Mitarbeiter der Kultur tragen auch eine hohe Verantwortung bei der Darstellung des gesundheitsbewußten Menschen. Sie sollten viel mehr auch das Nichtrauchen in Verbindung mit Vorbildern der Jugend künstlerisch gestalten.

Lassen Sie mich schließen mit den Worten unseres Gesundheitsministers, die er am diesjährigen Weltgesundheitstag an die Öffentlichkeit richtete:

„Einem so vielschichtigen und komplizierten, zugleich so bedeutsamen gesundheitspolitischen Problem zu begegnen, das für Glück und Wohlbefinden vieler hunderttausender Menschen, ja für Millionen Bürger unserer Republik unmittelbare Bedeutung hat, das erfordert schon aktives Handeln der ganzen Gesellschaft auf der Grundlage wissenschaftlicher Einsichten.

Für uns ist die Frage: Rauchen oder Gesundheit – entscheide selbst! keine Alternative, die wir dem einzelnen Bürger anlasten. Für uns ist dies eine Herausforderung an die ganze sozialistische Gesellschaft, der wir uns mit der erforderlichen Konsequenz stellen."

W. Meister und D. Kirsten

Nichtrauchertraining in Einrichtungen des stationären Gesundheitswesens

Das Nichtrauchertraining ist gegenwärtig ein wesentlicher Schwerpunkt gesundheitserzieherischer Maßnahmen. Den Einrichtungen des Gesundheitswesens kommt bei der praktischen Durchführung eine entscheidende Bedeutung zu. Die Voraussetzungen sind hier an sich nicht ungünstig:

1. Von den Mitarbeitern des Gesundheitswesens kann man ausreichendes Wissen über die Gefahren des Rauchens erwarten.
2. Das Vertrauensverhältnis zwischen Patient und medizinischem Personal erleichtert die Gesundheitserziehung.
3. Kranke Menschen haben in der Regel eine besondere Bereitschaft für Ratschläge zur gesunden Lebensweise.

Trotzdem werden gesundheitserzieherische Maßnahmen gerade in den stationären Einrichtungen des Gesundheitswesens noch nicht überall in dem notwendigen Maße kontinuierlich in die fachliche Arbeit integriert. Die Gründe sind unter anderem in folgendem zu sehen:

1. Unsicherheit in der praktischen Durchführung, d.h. in der Methodik der Gesundheitserziehung, infolge ungenügender Aus- und Weiterbildung auf diesem Gebiet.
2. Zweifel an der Effektivität derartiger Maßnahmen.
3. Als scheinbarer Grund wird vielfach die Überlastung durch unmittelbar fachliche Aufgaben angeführt.

In dieser Situation hat sich im eigenen Bereich der Zentralklinik für Herz- und Lungenkrankheiten Bad Berka folgendes Vorgehen bewährt:

1. Wesentliche Maßnahme ist nach wie vor das individuelle Gespräch. Wichtig ist, daß als Basis für dieses Gespräch ein gutes Vertrauensverhältnis zum Arzt besteht. Dieses wird in der Regel durch eine sorgfältige Untersuchung, ausreichend Zeit und nicht zuletzt durch eine erfolgreiche Behandlung hergestellt. In diesem Zusammenhang muß davon abgeraten werden, dem Patienten gegenüber das Einstellen des Rauchens zur Bedingung für die Durchführung von Behandlungsmaßnahmen zu machen. In der Regel kann man voraussetzen, daß ausreichend Wissen über die Schädlichkeit des Rauchens besteht. Eine gezielte Befragung von 100 Patienten mit Asthma und Bronchitis (53 Frauen und 47 Männer) ergab, daß 97 die Schädlichkeit des Rauchens

erkannten und auch die Notwendigkeit der Rücksichtnahme auf Nichtraucher bejahten. Es waren 18 Raucher, 29 ehemalige Raucher und 53 Nichtraucher. Der Schwerpunkt des Gespräches muß deshalb die Überzeugung des Patienten von der Notwendigkeit des Nichtrauchens sein. Er muß in seinem Willen unterstützt werden. Dabei sollen nicht nur Verbote ausgesprochen, sondern in erster Linie positive Aspekte aufgezeigt werden.

2. Die individuelle Beratung kann durch Merkblätter und populärwissenschaftliche Broschüren des Deutschen Hygienemuseums der DDR, aber auch durch selbst erarbeitete Merkblätter, die speziell auf die Problematik des Rauchens bei Lungenkrankheiten eingehen, ergänzt werden. Weiterhin ist der Raucher auf geeignete populärwissenschaftliche Literatur hinzuweisen.

3. Patienten, die sich in der Erholungsphase befinden und vor der Entlassung stehen, können zu Arztvorträgen zusammengerufen werden. Bei dieser klassischen Methode der Gesundheitserziehung ist aber darauf zu achten, daß die Vorträge nicht zu lang sind und daß der Schwerpunkt auf der Diskussion liegt. Der Zuhörer muß die Möglichkeit haben, die ihn ganz speziell interessierenden Fragen und seine persönlichen Ansichten vorzubringen, denn es kommt uns nicht nur auf die Vermittlung von Wissen an, sondern vor allem auf Überzeugungsarbeit und Aktivierung zum Handeln. Bei unserer Befragung stellte es sich heraus, daß nur 28 von unseren 47 Rauchern und ehemaligen Rauchern einen Zusammenhang zwischen Bronchitis und Rauchen anerkannten. 19 bezweifelten ihn. Die Diskussion ist nicht zuletzt auch eine wertvolle Rückinformation für den Referenten, wie er derartige Vorträge und Diskussionen zu gestalten hat.

4. Im allgemeinen erreicht man, daß die Raucher während der akuten Phase ihrer Erkrankung das Rauchen zumindest vorübergehend einstellen. Von unseren befragten 18 Rauchern haben 10 während der stationären Behandlung aufgehört zu rauchen. Die Arbeit kann sich also zunächst auf einige hartnäckige Raucher konzentrieren. Auf Stationen oder Abteilungen, wo sich regelmäßig eine größere Gruppe von Rauchern befindet, besteht die Möglichkeit der Gruppendiskussion unter der Leitung eines Arztes oder Psychologen. Raucher und ehemalige Raucher sollen hier zusammen mit dem Arzt ihre Erfahrungen insbesondere hinsichtlich der Schwierigkeiten beim Abgewöhnen des Rauchens austauschen und diskutieren. Für den einzelnen Raucher sollen auf diese Weise individuelle Wege gefunden werden, wie er für sich selbst das Problem lösen kann. Die Meinungen und Erfahrungen von Mitpatienten spielen im Gesamtprozeß des Nichtrauchertrainings eine nicht zu unterschätzende Rolle. Sie können im Einzelfalle von größerer Bedeutung sein als die Meinung des Arztes. Auf die Frage, was beim Abgewöhnen des Rauchens besonders unterstützend gewirkt hat, gaben die ehemaligen Raucher folgendes an: Ärztlicher Rat 19, Presse und andere Massenmedien 11, Ehepartner 10, Mitpatienten 4, Arbeitskollegen 2, eigene Kinder 2. Als Motive des Nichtrauchens nann-

ten sie folgende Gründe: 21 Krankheitsgefühl, 19 Einsicht in die Notwendigkeit, 2 „weil es nicht mehr schmeckt".

5. Von allergrößter Bedeutung ist die Schaffung einer Atmosphäre des Nichtrauchens in der Klinik. Dazu gehört vor allem die Vorbildwirkung der Mitarbeiter des Gesundheitswesens, die eigentlich alle Nichtraucher sein sollten. Von den 100 befragten Patienten wußten 29, daß ihr Hausarzt raucht und 30, daß er Nichtraucher ist, 41 kannten die Rauchgewohnheiten ihres behandelnden Arztes nicht. Auf jeden Fall muß gewährleistet werden, daß in allen Räumen, zu denen der Patient Zutritt hat, nicht geraucht wird und daß man dem rauchenden Mitarbeiter des Gesundheitswesens seine Gewohnheit nicht anmerkt. Die Klinik muß eine Nichtraucherzone sein. In der Verkaufsstelle dürfen keine Tabakwaren angeboten werden. Raucherzimmer werden immer wieder diskutiert. Sie stellen unseres Erachtens besonders in der Klinik einen ungünstigen Kompromiß dar und werden von uns nicht befürwortet. Die Unterstützung des entwöhnungswilligen Rauchers durch seine Umgebung ist von allergrößter Bedeutung. Er darf in seinen Bemühungen nicht allein gelassen werden. Dazu gehört, daß er nicht mit Rauchern in Berührung kommt und daß er sich in einem rauchfreien Milieu aufhalten kann. Das gilt letzten Endes nicht nur für die Klinik, sondern später auch für das Arbeitskollektiv und die Familie. Leider wird ein Teil der Raucher, die in der Klinik das Rauchen eingestellt haben, nach der Entlassung wieder rückfällig. Die Erfahrungen zeigen, daß das Nichtrauchertraining um so erfolgreicher ist, je mehr sich das Arbeitskollektiv bzw. die Familie daran beteiligen. Als Gründe, weshalb sie sich das Rauchen nicht abgewöhnen können, gaben unsere befragten Patienten an: 9 fehlende Willenskraft, 8 rauchende Arbeitskollegen, 5 rauchende Familienangehörige, 2 fehlende Einsicht.

6. Bei dem Nichtrauchertraining spielen nach unseren Erfahrungen vorübergehende Entwöhnungserscheinungen eine Rolle, über die einige langjährige Raucher nach Einstellen des Rauchens klagen. Dazu gehören Leistungsminderung, Konzentrationsmangel, Obstipation und verstärkter Appetit mit Gewichtszunahme. Diesen Erscheinungen muß bei der Beratung besondere Aufmerksamkeit geschenkt werden. Der Patient muß wissen, daß es sich um vorübergehende Symptome handelt, die in der Regel nach 3–4 Wochen überwunden sind. Gegebenenfalls kann man vorübergehend Medikamente zur Linderung derartiger Störungen verabreichen. In diesem Zusammenhang ist es zu empfehlen, das Nichtrauchertraining während eines Klinik- oder Kuraufenthaltes bzw. im Urlaub zu beginnen. Es ist unseres Erachtens günstiger, das Rauchen von einem Tag zum anderen völlig einzustellen.

7. Im Rahmen des Nichtrauchertrainings müssen dem ehemaligen Raucher für die Gestaltung seiner Lebensweise Möglichkeiten aufgezeigt werden, die ihm die gleichen positiven Erlebnisse bzw. dieselbe Stimulierung ermöglichen, die er sich bisher durch das Rauchen verschafft hat. Dazu gehören regelmäßige körperliche Bewegung in Form von Spaziergängen, Wanderungen oder sport-

liche Betätigung, aber auch Anregung durch Kaffee oder Tee, vor allem aber auch Geselligkeit, Lieblingsbeschäftigungen und sinnvolle Freizeitgestaltung, die Entspannung, Erholung, Beruhigung und Erfolgserlebnisse bringen. Schematische Vorschläge sind weniger günstig als individuelle Ratschläge, die auf Neigungen des Patienten abgestimmt sind. Dieser Gesichtspunkt spielt in dem Lernvorgang des Abgewöhnens eine große Rolle. Wichtig ist auch, daß der ehemalige Raucher von vornherein ganz detaillierte Vorstellungen hat, was er tun muß, wenn er wieder das Bedürfnis verspürt zu rauchen. In dieser Situation darf er sich nicht einfach seinen körperlichen Bedürfnissen überlassen, sondern muß sie durch planmäßiges aktives Handeln überwinden. Das ist besonders bei Feiern mit Alkoholgenuß zu beachten, wo es relativ häufig zum Rückfall kommt. Die bewußte, planmäßige Gestaltung des Tagesablaufes im einzelnen wie des gesamten Lebens im allgemeinen ist für eine gesunde Lebensweise und eine effektive Gesundheitserziehung von ganz entscheidender Bedeutung und spielt auch bei dem Nichtrauchertraining eine große Rolle.

8. Zum Abschluß soll noch auf die Notwendigkeit der Qualifizierung unserer Mitarbeiter im Gesundheitswesen hingewiesen werden. Sie kommt in der Ausbildung oft noch zu kurz. Das drückt sich in einer methodischen Unsicherheit und in Zweifeln an der Effektivität aus. Bewährt haben sich hier Weiterbildungsveranstaltungen der Betriebsakademien des Gesundheitswesens in Zusammenarbeit mit dem Kreiskabinett für Gesundheitserziehung. Dadurch soll nicht nur Wissen vermittelt werden, sondern vor allem auch das methodische Rüstzeug für die praktische Durchführung. Gesundheitserziehung kann nicht von einem bestimmten Mitarbeiter stundenweise gemacht werden, sondern sie ist ein integrierter Bestandteil der täglichen praktischen Arbeit mit dem Patienten. Die Lektüre der Zeitschriften „Deine Gesundheit“ und „Heilberufe“ sowie die Bücher der Medicusreihe bieten reichlich Gelegenheit zur Weiterbildung. Ein außerordentlich wichtiger praktischer Gesichtspunkt für die Qualifizierung unserer Mitarbeiter auf diesem Gebiet ist schließlich, das muß immer wieder hervorgehoben werden, die Vorbildwirkung der staatlichen Leiter, d.h. ihr eigenes Engagement für die Durchsetzung einer gesunden Lebensweise und ihr methodisches Vorgehen bei der Arbeit mit den Patienten.

D. Paun

Training des Nichtrauchens in ambulanten Einrichtungen des Gesundheitswesens

Eine 1979 von der Weltgesundheitsorganisation veröffentlichte Expertenstudie wertet die Internationale Konferenz über Raucherentwöhnung aus, die im Juni 1978 in New York stattfand, und stellt fest: In den USA hatten 1975 38% aller Personen über 13, die einmal regelmäßige Raucher gewesen waren, das Rauchen aufgegeben, schätzungsweise 35 Millionen. Ähnliche Veränderungen traten in Großbritannien und in Skandinavien ein.

Möglicherweise neun Zehntel taten dies aus eigenen Stücken ohne Unterstützung. Das für die Raucherentwöhnung günstigere Klima der letzten Jahre erleichtert entwöhnungswilligen Rauchern ihr Vorhaben. Drei von vier Rauchern haben zumindest versucht, das Rauchen aufzugeben.

Die WHO empfiehlt seit zehn Jahren die Einrichtung von Raucherberatungsstellen in Krankenhäusern und Polikliniken. Von der Vielzahl der dort angewandten Methoden wird am häufigsten irgendeine Gruppentherapie durchgeführt. Die spezifische Technik scheint jedoch weniger bedeutend zu sein als die allgemeinen nichtspezifischen Auswirkungen von Motivation, Verpflichtung zu regelmäßiger Teilnahme, gutem Willen und beständiger Unterstützung. Kurzzeiterfolge können 80% betragen. Aber es gibt im allgemeinen eine beträchtliche Rückfallrate, und Langzeiterfolge als Abstinenz nach einem Jahr liegen bei 15 bis 25%. Das mag auf den ersten Blick niedrig scheinen. Aber diejenigen, die die Beratungsstellen aufsuchen, kommen im allgemeinen aus der Gruppe hohen Risikos, für die der Erfolg sich ökonomisch durch Vermeidung von Krankheit und vorzeitigem Tod am meisten auszahlt. Unter ihnen sind auch viele stark Abhängige, möglicherweise weil sie das Rauchen als eine problemlösende Technik benutzen, um Spannungen zu lindern und Streß zu mindern. Diese Menschen sind wahrscheinlich ohne fremde Hilfe weniger erfolgreich und stärker rückfallgefährdet.

Gruppentherapie in Raucherberatungsstellen ist besonders wichtig für Raucher mit hohem Risiko, wozu sehr starke Raucher gehören, für solche mit zigarettenbedingten Krankheiten, für diejenigen bei denen die dringende Notwendigkeit besteht, das Rauchen aufzugeben, um sie auf eine Operation vorzubereiten wegen einer Krankheit, die ursächlich nichts mit dem Rauchen zu tun hat, für Schwangere und für Werktätige, die berufsmäßigen Gefahren wie

Asbestose oder Chemikalien und Stäuben ausgesetzt sind, die das Atmungssystem angreifen. Mittels Gruppentherapie sollte auch Prominenten geholfen werden, die einen starken Einfluß auf die öffentliche Meinung haben, Vertretern der Massenmedien, ebenso Krankenschwestern und Angehörigen anderer medizinischer Berufe, deren fortgesetztes Rauchen einen ungünstigen Einfluß auf die gesamten gesundheitserzieherischen Bemühungen unserer Gesellschaft hat.

Außer der erzielten Entwöhnungsrate in der Gruppentherapie einer Raucherberatungsstelle gibt es auch gewisse periphere günstige Auswirkungen schon allein durch das Bestehen einer solchen Stelle innerhalb eines Gemeinwesens. Das lenkt die Aufmerksamkeit auf den Ernst des Problems und unterstreicht das Anliegen der Gesundheitserziehung. Es könnte auch gut einen günstigen Ankurbelungseffekt auf die sogenannte spontane Entwöhnungsrate haben.

In unserer Raucherberatung arbeiten wir mit offenen Gruppen aus freiwilligen Teilnehmern, die so oft und so regelmäßig teilnehmen, wie sie es nach Beratung mit den anderen Teilnehmern für richtig halten und wie sie es ermöglichen können. Die Gruppengröße beträgt 6 bis 16 Teilnehmer, selten über 20. Der Gruppentherapieraum ist ein Klubraum mit 16 im Kreis angeordneten Sesseln. Die Gruppentherapie findet zweimal wöchentlich, montags und donnerstags von 17.00 bis 18.30 Uhr statt.

Vorbedingungen für eine erfolgreiche Gruppentherapie sind:

1. Ein genügend großer Raum mit bequemen Sitzgelegenheiten.
2. Hilfe durch die Tagespresse.
3. Gruppentherapie zweimal wöchentlich in Abständen von 3–4 Tagen.
4. Der Leiter ist echt engagiert, er raucht selbst nicht.
5. Es stehen Vertreter zur Verfügung, damit die Gruppentherapie niemals ausfällt.
6. Der Leiter kann schweigen und hört vor allem gut zu.
7. Dem Patienten wird klargemacht, wie wichtig regelmäßiger Besuch ist.
8. Ein sofortiges Aufgeben des Rauchens wird nicht empfohlen, da mangelhafte Vorbereitung den Rückfall begünstigt.
9. Die Patienten bekommen eine gedruckte Anleitung ausgehändigt.
10. Medikamente (TABEX) werden nicht vor der dritten Teilnahme an der Gruppentherapie verordnet, da sonst kein regelmäßiger Besuch erfolgt.

Die Gruppentherapie – vor allem durch die Mitpatienten, besonders die bereits Entwöhnten – bewirkt eine emotionale Umstimmung von einer pessimistischen zu einer optimistischen Grundhaltung. Der Patient setzt selbst den Entwöhnungstermin fest.

Von den Patienten, die mindestens zweimal an der Gruppentherapie teilgenommen haben, rauchten 4 Wochen nach Behandlungsbeginn 85% nicht, nach 26 Wochen noch 45%.

Das ständige Bemühen des Therapeuten geht um die Anwendung der nichtdirektiven Gruppentherapie. Er beteiligt sich so oft wie nötig und so selten und so kurz wie möglich. Es ist für den Außenstehenden erstaunlich, wie die Gruppe im Normalfall fast ohne eine Aktivität des Arztes gut läuft, und zwar in der Regel besser, als wenn er als Nichtraucher und Theoretiker öfter eingreift. Zur Methodik verweise ich auf die Veröffentlichung „10 Jahre Gruppentherapie in der Raucherberatungsstelle Berlin-Friedrichshain".

Literatur

PAUN, D.: 10 Jahre Gruppentherapie in der Raucherberatungsstelle Berlin-Friedrichshain, in: Gesundheitsschäden durch Rauchen, Möglichkeiten einer Prophylaxe, hrsg. von W. Gibel, Akademie-Verlag Berlin 1976, 162–172.

Controlling the smoking epidemic, Report of the WHO Committee on Smoking Control, Technical Report Series 636, WHO, Geneva 1979.

Progress in Smoking Cessation, Proceedings of International Conference on Smoking Cessation, New York, New York, June 21.–23. 1978.

JEROME L. SCHWARTZ, Dr. H. H., Editor: sponsored by American Cancer Society, 1978.

D. Reinhold und K. Paisdzior

Training des Nichtrauchens in Einrichtungen des Gesundheitswesens — Kureinrichtungen

Die Einrichtungen des Kur- und Bäderwesens der DDR mit ihrer relativ großen Bettenkapazität, ihren spezifischen kurörtlichen Möglichkeiten und breiten therapeutischen Einflußnahme stellen neben der stationären und ambulanten medizinischen Versorgung die 3. Säule der medizinischen Betreuung dar.

Im Mittelpunkt einer Kurortbehandlung steht heute die ganzheitlich ausgerichtete funktionsübende Therapie, die sich als abgestufte balneologische oder physiotherapeutische Reizserienbehandlung sowie dosierte Bewegungs- und Sporttherapie darstellt. Vordergründig sind ferner der psychische Ausgleich in einem darauf eingestellten Milieu und die Nutzung der gesundheitserzieherischen Chancen am Kurort, um das notwendige Verständnis des Patienten für seine aktive Beteiligung am Gesundheitsprozeß zu wecken, ihn auf bestimmte Übungsprogramme – auch für die Zeit nach der Kur – einzustellen und ihm während der Kurzeit Verhaltensmuster in Lebensführung und Ernährung zu vermitteln.

Für die Förderung des Nichtrauchens in Kurorten und Sanatorien ergeben sich folgende besondere Gesichtspunkte:

- Günstige Voraussetzung für den Neubeginn in der Änderung von Verhaltensweisen sehen wir
  in der mit der Kurverschickung verbundenen Herauslösung des Patienten aus dem häuslichen, familiären und Arbeitsmilieu mit seinen oft eingefahrenen gesundheitsschädlichen Gewohnheiten,
  in dem Neueingewöhnen zusammen mit ähnlich auf die Gesundheitsförderung strebenden Mitpatienten und
  in dem quasi „Umtopfen“ des Patienten in das geordnete und zur aktiven Mitarbeit auffordernde Regime und Milieu des Kurortes.
- Für die Gestaltung eines staatlich anerkannten Kurortes schreibt der Gesetzgeber (Kurortverordnung v. 3. 8. 1967 und 1. DB vom 6. 3. 1968) vor, daß die örtlichen Volksvertretungen Maßnahmen beschließen (Kurortstatut), die der medizinischen Zielstellung der Kurdurchführung und Förderung gesunder Lebensweise entsprechen.

Hier sind die Einrichtungen „nikotinfreier Zonen“ in den Parkanlagen, Rauchverbot in den Sanatorien oder Kurmittelhäusern und Kulturhäusern sowie die Schaffung von Nichtrauchergaststätten bzw. Gaststätten mit „nikotinfreien Zeiten“ zu nennen.

- Das Arzt-Patienten-Gespräch ist vorrangig für eine individuelle Motivierung zur Aufgabe der Rauchgewohnheit. Hier läßt sich am eindringlichsten eine für den einzelnen Patienten begründete, oft auf sein Krankheitsbild bezogene Argumentation erreichen.
- Dabei kann die Vermittlung wissenschaftlicher Erkenntnisse durch Arztvorträge, durch von den Kollektiven gestaltete Wandzeitungen, Ausstellungen, Druckschriften und Merkzettel unterstützt werden.
- Es ist zweckmäßig, die Vorsatzbildung zum Nichtrauchen durch ein geeignetes Verhaltenstraining in der Gruppe zu bestärken. In besonderen Fällen können Methoden, wie das autogene Training, mit Erfolg angewendet werden. Dies alles ist angetan, den eigenen Entschluß des Patienten, nicht zu rauchen, zu fördern.
- Es muß hervorgehoben werden, daß die Argumente vom Arzt und medizinischen Personal den Patienten oft erst überzeugen und glaubwürdig werden, wenn die Vorbildwirkung eines nichtrauchenden Behandlerkollektivs besteht. Wo das noch nicht der Fall ist, wäre es ein lohnendes Kampfziel des Kollektivs im sozialistischen Wettbewerb, für das Nichtrauchen die entsprechenden Einsichten, Überzeugung und Bereitschaft der Mitarbeiter zu erreichen.

Insgesamt können die Einrichtungen des Kur- und Bäderwesens einen wertvollen Beitrag zum Training des Nichtrauchens und zur Schaffung neuer Verhaltensmuster im Rahmen der gesamtgesellschaftlichen Bemühungen leisten.

J. Wilde

Aufgaben für die Forschung

Wenn man die heutige Verhandlung mit Engagement verfolgt hat, ist man geneigt, von unserem heutigen Wissensstand ausgehend, praktische Konsequenzen zu fordern und weitere Forschung zu diesem Problem für überflüssig zu halten. Aber bereits bei der Frage nach den einzusetzenden Methoden spüren wir die eigene Unsicherheit und den Pragmatismus unserer Maßnahmen in der Entwöhnung von starken Rauchern einerseits, wie in der Erziehung unserer Kinder und Jugendlichen zu konsequenten Nichtrauchern andererseits. Gewiß wird kaum einer der hier Anwesenden ein praktisch ausgerichtetes Programm zur Verhütung des Tabakschadens zurückstellen wollen, bis wir mehr Kenntnisse und eine breitere wissenschaftliche Basis gewonnen haben, aber es wäre töricht, würde man über die praktischen Aufgaben die wissenschaftliche Bearbeitung des Problems vernachlässigen wollen. Die verantwortungsbewußte, auf die Prophylaxe des Tabakschadens ausgerichtete, gesundheitspolitische Arbeit wird in Zukunft sowohl die wissenschaftliche Abklärung der Detailprobleme, als auch die pragmatische Erziehungsarbeit einander ergänzend und befruchtend vorantreiben.

Für die Forschung ergeben sich 3 Problemkreise:

1. Weitere Verfolgung der epidemiologischen Situation des Tabakkonsums und des Tabakschadens in aller Breite,
2. Bearbeitung wichtiger Detailprobleme der Pathogenese von Tabakschäden, der Pharmakokinetik von Zigarettenrauch und seiner Bestandteile sowie der Reduzierung der schädlichen Wechselbeziehungen dieser Bestandteile mit anderen Faktoren der Arbeitsumwelt und der Ernährung,
3. Optimierung der therapeutischen Palette.

Bezüglich des ersten Problemkreises sind unsere Arbeitsmittel und -methoden bereits relativ gut entwickelt. Wir sind durch die statistischen Unterlagen, wie sie uns durch die jährlichen Analysen des Ministeriums für Gesundheitswesen und das statistische Jahrbuch der DDR gegeben werden, über die globalen Trends der Morbiditäts- und Mortalitätsziffern der mit dem Rauchen assoziierten Krankheiten gut informiert. Was wir benötigen, sind repräsentative Detailkenntnisse über die Stabilität bzw. Veränderung des Zigarettenkonsums in den verschiedenen Altersklassen im Verlaufe der Jahre, differenziert nach den Geschlechtern sowie entsprechende alters- und geschlechtsbezogene Morbiditätstrends. Hierzu sind wissenschaftlich fundierte, möglichst international anschlußfähige multizentrische Studien nach einheitlichem Protokoll und festgelegten verbindlichen Kriterien notwendig. Eine Vielzahl von kleinen Studien mit unterschiedlichen Methoden sind zu kostenaufwendig und wenig aussagekräftig.

Von besonderem Interesse sind gegenwärtig prospektive Untersuchungen von jungen Frauen und jungen Männern hinsichtlich des Einflusses ihrer Rauchgewohnheiten auf Fertilität, Schwangerschaft und postpartale Entwicklung des Kindes.

Der zweite Problemkreis geht verständlicherweise weitgefächert in die verschiedenen Fachgebiete hinein. In den klinischen Disziplinen steht die Abklärung pathogenetischer Zusammenhänge zwischen Zigarettenrauch und dem Krankheitsgeschehen im Vordergrund. Unsere gegenwärtigen Kenntnisse und pathologisch-anatomischen Daten lassen z. B. keinen Zweifel daran, daß das Rauchen die Atherosklerose der Aorta und der Koronarien beim Manne fördert. Es fehlen jedoch entsprechende Daten für Frauen sowie für die Auswirkungen des Rauchens auf andere große Gefäßprovinzen. Darüber hinaus wäre es sicher von großem praktischen Wert, wenn die krankheitsauslösenden Wechselbeziehungen beim Zusammentreffen mehrerer Risikofaktoren einschließlich oraler Kontrazeptiva in Verbindung mit dem Rauchen und Atherosklerose sowie anderer Gefäßkrankheiten abgeklärt werden könnten. Bis heute ist der Mechanismus unbekannt, durch welchen Rauchen die Atherosklerose fördert. Die Beeinflussung der Wechselbeziehungen von Endothel und Blutplättchen durch Tabakrauch und seine Bestandteile harrt ebenso der wissenschaftlichen Bearbeitung, wie die Veränderungen der Permeabilität und des Stoffwechsels der Gefäßwand sowie der Lipoproteine und Steroide des Blutes durch diese Substanzen.

Bezüglich der Auswirkungen des Rauchens auf die Hirngefäßprovinzen liegen sehr widersprüchliche Daten in der Literatur vor. Hier könnten nach Kannel [1] retrospektive Untersuchungen an Patienten mit Apoplexie im Alter unter 55 Jahren nützlich sein. Zu diesem Problem sind auch experimentelle Untersuchungen an hirnschlagempfindlichen Ratten angezeigt.

Von großem Interesse für das Verständnis der chronischen Hypertension ist die Aufklärung der Pathogenese des hypotensiven chronischen Effektes des Rauchens. Da tierische Modelle sowohl einer induzierten, als auch einer genetisch verankerten Hypertension vorliegen, sind experimentelle Untersuchungen zum akuten und chronischen Effekt des Tabakrauches und seiner Bestandteile auf den Gefäßtonus angezeigt.

Zigarettenrauchen ist ein starker Risikofaktor für den plötzlichen Herztod. Der pathogenetische Zusammenhang ist ungeklärt. Es gibt theoretische Gründe dafür, daß seine Auslösung sowohl durch einen gestörten koronaren Kreislauf, als auch durch eine gesteigerte elektrische Instabilität des Myokards zustande kommt. Entsprechende Untersuchungen mit dem Ziel der Erfassung des Vorstadiums sind wichtig und wünschenswert.

Ein seit vielen Jahren bekanntes Phänomen ist der kausale Zusammenhang zwischen Zigarettenrauchen und Lungenkrebs; aber es bestehen bis heute noch keine Vorstellungen über die Bedingungen, unter denen eine Zelle der Bronchialschleimhaut unter dem Einfluß dieser Kanzerogene, Tumorpromotors, Kokanzerogene, Mutagene und Terratogene entartet. Entsprechend den theoretischen Erörterungen erfolgt die Karzinogenese in mehreren mehr oder minder unabhängigen Schritten voneinander, wobei zahlreiche biologisch wirksame Substanzen Metabolite der Bestandteile des Zigarettenrauchens sind. Ihr Zusammenspiel und ihre Wechselbeziehung mit dem Gewebe und dem Organismus sind weitgehend unbekannt. Seit langem wird versucht, Licht in dieses Dunkel zu bringen, ohne daß wir gegenwärtig berechtigte Hoffnungen auf Lösung dieses grundsätzlichen Problems in absehbarer Zeit haben können.

Die chronische obstruktive Lungenkrankheit ist demgegenüber ein Phänomen, welches ebenfalls gehäuft bei Rauchern auftritt, dessen Pathogenese aber durch neuere pathologisch-anatomische und patho-physiologische Studien wahrscheinlich gemacht wurden. Die vorliegenden Ergebnisse lassen vermuten, daß eine frühe Erfassung von histologischen und funktionellen Veränderungen der Lunge bei asymptomatischen Rauchern eine Abgrenzung derer ermöglicht, die besonders für die Ausbildung einer chronisch-obstruktiven Lungenkrankheit anfällig sind.

Bei der Problematik solcher, an sehr kleinen Untersuchungskollektiven gewonnenen Erkenntnisse sind prospektive multizentrische Untersuchungen an jugendlichen Patienten wünschenswert, bei denen repräsentative histologische und patho-physiologische Daten vorliegen. Ähnliche Longitudinalstudien von Patienten mit gut definierter chronisch-obstruktiver Lungenkrankheit sollten zur Abklärung der Auswirkung des Abbruchs der Rauchgewohnheit auf klinische, patho-physiologische und histologische Parameter durchgeführt werden. Von besonderem Interesse sind in diesem Zusammenhang auch Untersuchungen von Patienten mit genetisch determiniertem schweren oder mäßiggradigen α_1-Antitrypsinmangel, an denen sowohl der natürliche Verlauf der chronisch-obstruktiven Lungenkrankheit, die Bedeutung des Zigarettenkonsums und andere Risikofaktoren sowie der für die Entwicklung dieses Leidens verantwortliche Mechanismus verfolgt werden könnten.

Es gibt in vitro Effekte des Zigarettenrauchs auf humorale und zelluläre Komponenten des Immunsystems. Die Wechselbeziehungen dieser Faktoren mit dem Rauchen in vivo sind weitgehend ungeklärt.

Weiterhin bedürfen die Untersuchungsergebnisse über den Einfluß des Zigarettenrauchens auf die mukoziliare Clearance des Atemtraktes vielfältiger Ergänzungen.

Einem großen Brachland der Forschung begegnen wir auf dem Gebiet der Wechselbeziehungen zwischen Zigarettenrauch und seinen Komponenten mit den zahlreichen Toxinen der Arbeitsumwelt oder auch der privaten Sphäre des Menschen, in die die Vielzahl der verschiedensten Medikamente hineingehören. Welche Bedeutung dabei den Vitaminen im Rahmen der toxischen Wirkung und bei der Entwöhnung vom Tabakkonsum zukommen, ist unbekannt.

Das Zusammenwirken von Rauchen und Arbeitsbedingungen auf Unfallrate, Konzentrationsfähigkeit, Leistungsminderung und Reproduktivität der Arbeitskraft verdient größere Beachtung und DDR-eigene Studien. Auch die Auswirkungen des Abbruchs des Rauchens bei beibehaltener Berufsexposition gegenüber toxischen Agentien bedürfen der Klärung. Der Einfluß des Rauchens auf die Verkehrsunfallhäufigkeit ist von beachtlichem praktischen Interesse.

Ein relativ junges Problem, das aus vielfältigen Gründen eine aufmerksame und sorgfältige klinische und experimentelle Bearbeitung erfordert, ist die Erfahrung, daß Tabakrauch und seine Bestandteile auf den Fetus in utero so stark einwirken, daß deren Schädigungen am neugeborenen Kind nachwirken. Zugleich sollen diese rauchenden schwangeren Frauen eine statistisch signifikante Verminderung der Häufigkeit von Schwangerschaftstoxikosen aufweisen, dessen Mechanismus unbekannt ist. Die Aufdeckung des durch den inhalierten Zigarettenrauch bewirkten perinatalen Schadens mit seinen pathogenetischen Bedingungen sowie die Definition seiner Wirkung auf den Fetus und das neugeborene Leben sind künftige Forschungsaufgaben von hoher Aktualität. In diesem Zusammenhang ist auch der Einfluß des Tabakrauchs und seiner Komponenten auf die männliche generative Gesundheit zu überprüfen und aufzuklären.

Ein Teilaspekt der Tabaktoxikologie, der bisher zu wenig wissenschaftliches Interesse fand, ist die Auswirkung des Passivrauchens auf Säuglinge und Kleinkinder, auf Asthmatiker, auf Patienten mit akuter und chronischer Bronchitis, auf Menschen mit Koronarerkrankungen, pektanginösen Beschwerden und Myokardschäden und solchen, die als Gesunde unter chronischer passiver Einwirkung des Tabakrauches stehen.

Die aufwendige, aber für die Zukunft notwendige Analyse der biologischen toxischen Wertigkeit der etwa 2000 Bestandteile des Tabakrauchs unter den verschiedenen physikalischen Bedingungen mit den differenten chemischen Mischungsverhältnissen sei hier nur am Rande erwähnt.

Ein außerordentlich bedeutsames Detailproblem, das für die Optimierung der Therapie langjähriger starker Raucher Grundlage liefert, ist die Frage, ob sich die im ZNS vermuteten spezifischen Rezeptoren für Nikotin bestätigen lassen und wie sie unter Umständen bei der Entwöhnung starker Raucher optimal beeinflußt werden können. Im Rahmen dieser komplexen Aufgabe ist auch die Rolle des Nikotins als positiver und negativer Verstärker der Entzugssymptomatik sowohl unter experimentellen, als auch unter klinischen Bedingungen abzuklären.

Hinsichtlich des dritten Problemkreises – der Suche nach Methoden des Trainings des Nichtrauchens – stehen wir am Anfang einer wissenschaftlichen Aufgabenstellung, deren hohes gesundheitspolitisches Gewicht durch die heutigen Referate unterstrichen wurde.

Unsere bisherigen Erfahrungswerte haben ihre Basis in den differenten Bemühungen einzelner Fachexperten, die aus ihrer ärztlichen oder gesellschaftlichen Verantwortung heraus tätig geworden sind. Die wissenschaftlichen Grundlagen der spezifischen Verhaltenspsychologie für das Training des Nichtrauchens, angefangen vom Kind bis hin zum langjährigen Raucher, der entwöhnt werden muß, sind ungenügend aufgearbeitet, so daß diese Arbeit bisher mehr als eine Kategorie der Kunst als der Wissenschaft zu betrachten ist und im gewissen Sinne auch auf absehbare Zeit bleiben wird. Aber es ist doch nicht zu leugnen, daß auch der Kunst Gesetzmäßigkeiten innewohnen, die selbst der Begabte erlernen muß.

Um die Aufklärung und Anwendung dieser Gesetzmäßigkeiten geht es uns bei der wissenschaftlichen Analyse der Rauchgewohnheiten und der Nutzung der bisherigen Kenntnisse und Erfahrungen im Training des Nichtrauchens. Dabei versetzt uns die gute Organisationsform unseres sozialistischen Gesundheitswesens in den Stand, nach einheitlichen wissenschaftlichen Prinzipien und Kriterien unterschiedliche Methoden und Verfahren zu erproben und entsprechend einer abgesteckten Strategie das gesundheitspolitische Ziel beharrlich und konsequent auf die wirkungsvollste Weise zu verfolgen.

Wir stehen vor der Aufgabe, diese einheitlichen Prinzipien- und Effektivitätskriterien festzulegen und nach ihnen zu arbeiten. Es ist nicht gleichgültig, ob ein Kollektiv von Patienten aus Gelegenheitsrauchern oder Gewohnheitsrauchern, aus Schülern der 5. oder 10. Klasse besteht und an welchen Effektivitätsmerkmalen die ärztlich-pädagogischen Bemühungen gemessen werden. Solche Prüfgrößen gilt es zunächst festzulegen, bevor die verschiedensten Programme eingesetzt und im Vergleich zueinander bewertet werden können.

Um das zu erreichen, sind Strukturen notwendig, die anerkannte Maßstäbe zu setzen und wirksame Impulse zur Arbeit zu geben befähigt und ermächtigt sind.

Es wäre wünschenswert, wenn das Nationale Komitee für Gesundheitserziehung mit der interdisziplinären Arbeitsgruppe der Medizinischen Fachgesellschaften „Bekämpfung des Tabakschadens“ und der Abteilung „Prophylaxe des Tabakschadens“ des FLT sich zu solchen Strukturen entwickeln könnten, ohne die seitens der DDR ein angemessener Teil der aufgezeigten Forschungsaufgaben für die Zukunft nicht effektiv bewältigt werden kann.

Literatur

[1] Kannel, W. B., Shurtleff, D.: The Fremingham Study: Cigarettes and the Development of Intermittent Claudication. Geriatrics **28** (1973) 2, 61.

H.-G. Ganguin

Zusammenfassende Einschätzung

Der Weltgesundheitstag 1980 stand unter der Überschrift „Rauchen oder Gesundheit, Deine Entscheidung". Das war der Anlaß zu der Gemeinschaftsveranstaltung der Klasse „Umweltschutz und Umweltgestaltung" der Akademie der Wissenschaften der DDR, der interdisziplinären Arbeitsgruppe „Prophylaxe des Tabakschadens" der medizinisch-wissenschaftlichen Gesellschaften der DDR und der Arbeitsgemeinschaft „Kanzerogene in der Umwelt" der Gesellschaft für Geschwulstbekämpfung der DDR. Es kann festgestellt werden, daß diese Veranstaltung ein voller Erfolg war. Niveau und Wissenschaftlichkeit des Vorgetragenen ließ deutlich die Fortschritte erkennen, die auch in unserem Lande auf diesem speziellen Gebiet des Gesundheitsschutzes erreicht worden sind. Von der ersten Veranstaltung dieser Art im Jahre 1973 anläßlich des Kongresses der Gesellschaft für Geschwulstbekämpfung in Dresden ist allenorts das Interesse an der Frage „Rauchen oder Gesundheit" gewachsen. Ausgehend von einer kleinen Gruppe haben sich die Aktivitäten in dieser Richtung in unserer gesamten Gesellschaft ausgebreitet, und es hat sich inzwischen die Erkenntnis durchgesetzt, daß Rauchen oder Nichtrauchen nicht nur eine Frage der Mitarbeiter des Gesundheitswesens ist, sondern eine Einstellung der gesamten Bevölkerung zu dieser Frage herausfordert. Über das anfangs manchmal apostelhafte Engagement einzelner ist inzwischen ein solcher Zuwachs an Kenntnis und Erfahrungen zu verzeichnen, daß davon eine ganze Bewegung in unserem Lande in Gang gesetzt worden ist, die ihrerseits dafür gesorgt hat, daß das Problem Rauchen nicht mehr vom Tisch kommt und ins unmittelbare Bewußtsein unserer Menschen eindringt. Um auf lange Sicht Erfolg zu haben, bedarf es einer ständigen Erweiterung unserer Kenntnisse und Erkenntnisse über die Gesundheitsschädigung durch das Rauchen und die Möglichkeiten ihrer Prävention. Davon ausgehend sollte eine erfolgversprechende Strategie der Förderung des Nichtrauchens entwickelt werden. Diesem Anliegen diente auch diese Gemeinschaftstagung.

Folgende Fakten möchten noch einmal herausgehoben werden:

Der sozialistische Gesundheitsschutz ist eine gesamtgesellschaftliche Aufgabe, erwachsen aus der Verantwortung für Gesundheit, Leistungsfähigkeit und Lebensfreude der Bevölkerung. In diesem Rahmen besitzt *die Prophylaxe* eine vorrangige Bedeutung. Zur Steigerung der Qualität des sozialistischen

Gesundheitsschutzes sind in immer stärkerem Maße prophylaktische Maßnahmen wirksam zu machen. Das zu erreichen erfordert, sie als laufende, integrierte Aufgabe in die Tätigkeit der Ärzte einzubeziehen. Die prophylaktischen Methoden müssen unter den bestehenden Bedingungen realisierbar sein und nicht an Widersprüchen im täglichen Leben scheitern.

Den medizinisch-wissenschaftlichen Gesellschaften kommt bei der Durchsetzung prophylaktischer Maßnahmen durch Einflußnahme auf die einzelnen Ärzte, durch Motivierung ihrer Mitwirkung und durch ihr Vorbild eine hohe Bedeutung zu.

Die primäre Prophylaxe monokausaler Krankheiten mit biologischen Methoden ist sehr erfolgreich. Sie ist bei multifaktoriellen Krankheiten, wo biologische und gesellschaftliche Ursachen vorliegen, noch sehr enttäuschend; jedoch können gesellschaftliche Maßnahmen höchst wirksam sein, wie der laufende Rückgang der Tuberkulose schon in einer Zeit ohne spezifische Mittel und Maßnahmen beweist. Sie müssen gezielt eingesetzt und von der staatlichen Organisation getragen werden.

Zu klären sind die Angriffspunkte der primären Prophylaxe. Zur Durchsetzung primär prophylaktischer Maßnahmen ist ein Programm mit klarer Zielstellung und Herausstellung der Schritte der Durchsetzung des Programmes erforderlich.

In unserer Frage muß das erste Ziel sein, das Nichtrauchen zur gesellschaftlichen Norm zu erheben. Das Rauchen verhält sich in der Ausbreitung wie eine Infektionskrankheit. Zur Bekämpfung seiner Schäden muß ein Hauptanliegen sein, die Nichtraucher, vor allem Kinder und Jugendliche, davor zu schützen, Raucher zu werden.

Eine weitere Zielstellung für die künftigen Jahre muß sein, das Rauchen in der Öffentlichkeit unter dem Druck der gesellschaftlichen Einstellung ständig zu reduzieren und dabei auch die Legislative zu nutzen. Deshalb wird ein Kampf gegen das Rauchen als „gesellschaftliches Übel" (POTROWSKY) und werden prophylaktische Maßnahmen nur dann optimal wirksam, wenn die Gesellschaft, d.h. die Regierung und die gesellschaftlichen Organisationen, sie unterstützen und durchsetzen helfen.

Obwohl es eine Reihe von Möglichkeiten der Risikominderung – insbesondere für Zigaretten – gibt, darf man die nach wie vor bestehende Gesundheitsgefährdung durch das Rauchen nicht unterschätzen. Die „harmlose Zigarette" gibt es nicht, wohl aber die propagandistisch „verharmloste" Zigarette. Es bleibt daher das präventiv-medizinische Erfordernis, dem Rauchen entschieden entgegenzuwirken.

Für das *Problem der Wechselwirkungen zwischen Tabakrauchen und Arzneimitteln* sind hauptsächlich 2 Tabakbestandteile verantwortlich; das Nikotin und die polyzyklischen Kohlenwasserstoffe. Wechselwirkungen mit Nikotin sind bei allen Arzneimitteln zu erwarten, die auf das ZNS und auf das autonome Nervensystem wirken. Nikotin potenziert die gefäßschädigende Wirkung der Kontrazeptiva bei Frauen, die älter als 35 Jahre sind. Polyzyklische Kohlenwasserstoffe sind verantwortlich für den Induktionseffekt des Tabakrauchens. Dadurch kommt es zur Wirkungsminderung einiger Arzneimittel. Die Induktion des Theophyllin-Metabolismus scheint ein „marker“ für die größere Suszeptibilität der Raucher für maligne Neoplasien des Bronchialepithels zu sein.

25% aller *Krebs*todesfälle werden dem Rauchen zur Last gelegt. 90% der Bronchialkrebse werden durch Tabak verursacht. In der DDR werden jährlich etwa 7500 Zugänge an Bronchialkarzinom registriert. Die Zuwachsrate beträgt etwa 1% pro Jahr. Die Inzidenzrate lag 1960 noch bei 28 auf 100000, 1977 betrug sie bereits 44 auf 100000.

In den USA werden 30–40% des Rückganges der Mortalität an *Herzkreislaufkrankheiten* und 60% des Rückganges an der Gesamtmortalität auf die Einschränkung des Zigarettenkonsums zurückgeführt. In der DDR steigen die Herzinfarktneuerkrankungen offensichtlich weiter an. Durch Ausmerzung des Zigarettenabusus könnte etwa 1/3 aller akuten Herzinfarktfälle vermieden werden. Das wären in der DDR etwa 10000 Herzinfarktfälle pro Jahr.

Es bestehen eindeutige Dosis-Wirkungsbeziehungen zwischen Tabakkonsum und *Bronchitis*prävalenz. Bei Erwachsenen findet sich im Zusammenhang mit dem Rauchen ein häufigeres Vorkommen von obstruktiven Ventilationsstörungen stärkerer Schweregrade. Raucher haben ein signifikant höheres Risiko der Entwicklung einer respiratorischen Insuffizienz.

Da der Beginn des Rauchens in immer frühere Altersgruppen vorverlegt wird, muß in der Zukunft mit dem Auftreten der Tabakschädigungen auch schon in den mittleren Altersklassen unserer Bevölkerung gerechnet werden. Das Ausmaß der Bedrohung der Gesundheit durch die Zigarette ist zwar den Kindern und Jugendlichen prinzipiell bekannt, sie hat jedoch keine abschrekkende Wirkung auf diese Altersgruppen. Neben der Ausnutzung aller Möglichkeiten zur Gesundheitserziehung in allen Kindereinrichtungen sollte schwerpunktmäßig die intensive Beeinflussung werdender Eltern stehen, damit die Kinder in nichtrauchende Familien hineingeboren werden.

Bedeutsam ist auch der *Einfluß des Rauchens auf die Gravidität und das Neugeborene.* Bekannt sind Sofortreaktionen des Feten mit Anstieg der Herzfrequenz und Verringerung der Bewegung sowie auf die Frühgeburtenhäufigkeit. Bekannt ist auch eine erhöhte perinatale Mortalität bei rauchenden Müttern. Der Einfluß rauchender Väter auf die intra- und extrauterine Entwicklung des Feten bzw. Neugeborenen spiegelt sich im Sinne einer eindeutigen somatischen und psychologischen Retardierung wider, was sich noch durch das Rauchen der Mutter während der Schwangerschaft verstärkt. Die erste Schwangerschaft sollte daher zu einer umfassenden Gesundheitserziehung genutzt werden.

Tabakrauch ist eine unnötige und *zusätzliche Aerosolbelastung am Arbeitsplatz.* Die Einhaltung von maximalen Konzentrationswerten (MAK) für die

Summe der am Arbeitsplatz auftretenden Schadstoffe, einschließlich Tabakrauchinhaltsstoffen, muß durch arbeitshygienische Messungen kontrolliert werden. Tabakrauch ist eine bei arbeitsmedizinischen Tauglichkeits- und Überwachungsuntersuchungen und bei Berufskrankheitsuntersuchungen zu berücksichtigende außerberufliche Note und in prophylaktische Maßnahmen einzubeziehen. Solche Maßnahmen sind Aufklärung und Information über Tabakschäden, Festlegungen von Rauchverboten am Arbeitsplatz, Kennzeichnung und Schaffung von Raucherzonen in den Betrieben.

Bei der Betreuung der sporttreibenden Kinder und Jugendlichen und der Bürger, die im Rahmen des Freizeit- und Erholungssportes aktiv sind, werden echte Voraussetzungen für eine gesundheitserzieherische Einflußnahme gesehen. In der weiteren Popularisierung des *Gesundheitssports* wird eine wirksame Möglichkeit zur Veränderung des Risikofaktors Nikotin und eine Einflußnahme auf die Lebensgewohnheiten im positiven Sinne zu erwarten sein.

Aus *psychologischer* Sicht sind folgende Gesichtspunkte zu berücksichtigen. Keine Drohung mit Krankheiten, sondern Herausbildung hygienischer, ästhetischer und moralischer Einstellungen und Verhaltensweisen mit positivem Einfluß auf Gesundheitsverhalten von Kind an bis zur Erwachsenenreife. Dazu sind ständige Aktivitäten erforderlich mit Ausdauer und langem Atem, nichts darf hier dem Selbstlauf überlassen bleiben.

Bei der *Förderung des Nichtrauchens in der Öffentlichkeit* gibt es zahlreiche gute Ansätze (z.B. Verkehrswesen, Nichtrauchergaststätten, Taxi und ähnliches), aber es fehlt noch an Kontinuität und Kontrolle des Erreichten. Schwerpunktbereiche sind Volksbildung und Gesundheitswesen, wo es bisher an wirksamen Maßnahmen und vorbildlichen Leitern mangelte. Der Offene Brief des Gesundheitsministers sollte mehr als nur Aussprachen auslösen, und die Zusammenarbeit mit der Volksbildung muß entschieden verstärkt werden. Lösbar ist das Problem nur durch gesamtgesellschaftliches Engagement auf allen Ebenen. Besondere Aufmerksamkeit muß aber der Qualifizierung der Mitarbeiter des Gesundheitswesens auf dem Gebiet der Gesundheitserziehung gewidmet werden.

Die WHO empfiehlt die Einrichtung von *Raucherberatungsstellen* und die Durchführung von Gruppentherapie, besonders für Raucher mit hohem Risiko und für stark Tabakabhängige, Tabakkranke, zu Operierende, Schwangere, Asbest-, Chemikalien- und Staubgefährdete, auch Prominente, Vertreter der Massenmedien, der Volksbildung. Insgesamt hat sich die Therapie in offenen Gruppen bewährt. Nichtraucher, aber auch zum Nichtraucher gewordene sollten eine gesellschaftliche Anerkennung finden.

Über den praktischen gesundheitspolitischen Aufgaben der Realisierung eines Programms der Verhütung des Tabakschadens darf die *wissenschaftliche Bearbeitung des Problems* nicht vernachlässigt werden. Diese wissenschaftlichen Aufgaben gliedern sich in 3 Problemkreise:

1. Weitere Verfolgung der epidemiologischen Situation des Tabakkonsums und des Tabakschadens in aller Breite,

2. Bearbeitung wichtiger Detailprobleme der Pathogenese von Tabakschäden, der Pharmakokinetik von Zigarettenrauch und seiner Bestandteile sowie der Reduzierung der schädlichen Wechselbeziehungen dieser Bestandteile mit anderen Faktoren der Arbeitsumwelt und der Ernährung,

3. Optimierung der therapeutischen Palette.

Die Vielzahl der Detailprobleme erfordert die Zuarbeit der verschiedensten Fachgebiete, wodurch eine interdisziplinäre Kooperation notwendig, aber eine gegenseitige Befruchtung der Arbeit und eine Förderung der Lösung auch anderer pathogenetischer und pathophysiologischer Fragestellungen möglich wird.

Eine solche Querschnittsaufgabe auf Zeit macht Strukturen notwendig, deren Ansätze im Nationalen Komitee für Gesundheitserziehung und in der interdisziplinären Arbeitsgruppe „Bekämpfung des Tabakschadens" der medizinischen Fachgesellschaften sowie der Abteilung „Prophylaxe des Tabakschadens" des FLT zu erkennen sind.

Diese potentiell zu nutzenden Strukturen müssen entwickelt und in ihrer Funktion gefördert und wirksam gemacht werden. Sie bedürfen vor allem der Auftragsbestätigung seitens des Ministeriums für Gesundheitswesen und dessen uneingeschränkter Unterstützung.

Autorenverzeichnis

Ackermann, E., Doz. Dr. sc. med.; Zentralinstitut für Krebsforschung der Akademie der Wissenschaften der DDR, Berlin-Buch.

Barth, W., Dr. med.; Forschungsabtlg. Herz-Kreislauf-Krankheiten, Bereich Medizin (Charité) der Humboldt-Universität zu Berlin.

Beck, B., Dr. med.; Zentralinstitut für Arbeitsmedizin, Berlin.

Briedigkeit, W., Dr. sc. med.; Bezirksdispensaire für Kinderkardiologie an der Kinderklinik Berlin-Friedrichshain.

Ebeling, K., Dr. sc. med.; Zentralinstitut für Krebsforschung der Akademie der Wissenschaften der DDR, Berlin-Buch.

Enderlein, G., Dr. med.; Zentralinstitut für Arbeitsmedizin, Berlin.

Ganguin, H.-G., OMR Prof. Dr. med. habil.; Zentralklinik für Herz- und Lungenkrankheiten, Bad Berka.

Gibel, W., MR Dr. med. habil.; Zentralinstitut für Krebsforschung der Akademie der Wissenschaften der DDR, Berlin-Buch.

Görisch, I., Doz. Dr. sc. med.; HNO-Klinik der Karl-Marx-Universität Leipzig.

Goldberg, J., Dr. med.; Poliklinische Abteilung für Lungenkrankheiten und Tuberkulose Schwedt/Oder.

Herrmann, H., OMR Dr. med.; Bezirksstelle für Tuberkulose und Lungenkrankheiten, Beelitz-Heilstätten.

Johannsmeyer, D., Dipl.-Med.; Zentralinstitut für Krebsforschung der Akademie der Wissenschaften der DDR, Berlin-Buch

Kirsten, D., Dr. med.; Zentralklinik für Herz- und Lungenkrankheiten, Bad Berka.

Landmann, H., OMR Dr. med.; Forschungsinstitut für Lungenkrankheiten und Tuberkulose, Berlin-Buch

Lehmann, E., Prof. Dr. phil. Dr. h. c.; Ordentliches Mitglied der Akademie der Wissenschaften der DDR.

Lohs, Kh., Prof. Dr. rer. nat. habil.; Ordentliches Mitglied der Akademie der Wissenschaften der DDR, Forschungsstelle für chemische Toxikologie der AdW der DDR, Leipzig.

Mandelkow, A., Dr. med.; 1058 Berlin, Cantianstraße 23.

Meister, W., MR Dr. med.; Zentralklinik für Herz- und Lungenkrankheiten, Bad Berka.

Oeken, F. W., Prof. Dr. sc. med.; Klinik für HNO-Krankheiten sowie Gesichts- und Halschirurgie der Universität Leipzig.

Paisdzior, K., Dr.; Kliniksanatorium Bad Gottleuba.

Paun, D., Dr. med.; Raucherberatungsstelle Städtisches Krankenhaus am Friedrichshain, Berlin.

Reinhold, D., MR Doz. Dr. sc. med.; Kliniksanatorium Bad Gottleuba.

Schwarz, W., Dipl.-Psychologe; Forschungsinstitut für Lungenkrankheiten und Tuberkulose, Berlin-Buch.

Stark, H., Dr. med.; Zentralinstitut für Arbeitsmedizin, Berlin.

Steinbrück, P., OMR Prof. Dr. sc. med.; Korrespondierendes Mitglied der Akademie der Wissenschaften der DDR, Präsident des Nationalen Komitees für Gesundheitserziehung der DDR.

Wilde, J., MR Dr. med. habil.; Zentralklinik für Herz- und Lungenkrankheiten, Bad Berka.

Wolff, G., MR Dr. med. habil.; Regierungskrankenhaus Berlin.

FSC
www.fsc.org
MIX
Papier | Fördert gute Waldnutzung
FSC® C083411

Zeitfracht Medien GmbH
Ferdinand-Jühlke-Straße 7
99095 Erfurt, Deutschland
produktsicherheit@kolibri360.de